版编目（CIP）数据

护理学手册 / 日本北里大学医院护理部，日本北里大学东医院护理部编著；张希峣译. —北京：

文献出版社，2022.3

978-7-5189-8659-0

临… Ⅱ.①日…②日…③张… Ⅲ.①护理学—手册 Ⅳ.① R47-62

版本图书馆 CIP 数据核字 (2021) 第 242429 号

权合同登记号 图字：01-2021-5245

rized translation from the Japanese language edition, entitled

スポケットマニュアル

978-4-260-03193-6

北里大学病院看護部・北里大学東病院看護部

hed by IGAKU-SHOIN LTD., TOKYO Copyright ©2017

ghts Reserved. No part of this book may be reproduced or transmitted in any form or by any means,
r mechanical, including photocopying, recording or by any information storage retrieval system, without
from IGAKU-SHOIN LTD.

fied Chinese Characters edition published by GINKGO (BEIJING) BOOK CO., LTD. Copyright ©2022
tle-Mori Agency, Inc., Tokyo

简体字版权专有权归银杏树下（北京）图书有限责任公司所有。

护理学手册

帅莎莎 袁婴婴	责任出版：张志平	责任校对：文 浩
银杏树下	出版统筹：吴兴元	营销推广：ONEBOOK
墨白空间		

科学技术文献出版社
北京市复兴路 15 号邮编 100038
（010）58882938，58882087（传真）
（010）58882868，58882870（传真）
（010）58882873
（010）64010019
www.stdp.com.cn
科学技术文献出版社发行　全国各地新华书店经销
雅迪云印（天津）科技有限公司
2022 年 3 月第 1 版　2022 年 3 月第 1 次印刷
720×1000　1/32
150 千
4.25
ISBN 978-7-5189-8659-0
45.00 元

版权所有　违法必究
购买本图书，凡字迹不清、缺页、倒页、脱页者，请联系销售部调换

临床护理

手

ナースポケットマ

后浪　　　日本北里大学医院护理部　日本北里大学

科学技术文献出版社
SCIENTIFIC AND TECHNICAL DOCUMENTATION PRESS
· 北 京 ·

图书
临床
科学技术
ISB

I .

中国

著作

Aut
ナー
ISB
编集
pub

All
electronic
permissio
Sim
through

中文

临床

责任编
筹划出
装帧制

出 版
地
编 务
发 行
邮 购
销 售
官方网
发 行
印 刷
版
开 字
印
书
定

合作主编

别府　千惠　　北里大学医院护理部主任

油谷　和子　　北里大学东医院护理部主任

谷口　阳子　　北里大学医院护理部副主任

编者名单

桐本千惠美　　北里大学医院护理部　急救护理注册护士

重信　亮　　　北里大学医院护理部　急救护理注册护士

川上　大辅　　北里大学医院护理部　小儿急救护理注册护士

斋藤　耕平　　北里大学医院护理部　重症监护注册护士

森安　惠实　　北里大学医院护理部　重症监护注册护士

大谷　尚也　　北里大学医院护理部　重症监护注册护士

内藤　亚树　　北里大学医院护理部　重症监护注册护士

中村香奈子　　北里大学医院护理部　慢性心功能不全护理注册护士

林　亚希子　　北里大学医院护理部　慢性心功能不全护理注册护士

竹内　优子　　北里大学医院护理部　糖尿病护理注册护士

坂本　梅子　　北里大学医院护理部　糖尿病护理注册护士

宫崎　友惠　　北里大学医院护理部　进食/吞咽障碍护理注册护士

石仓　爱　　　北里大学医院护理部　进食/吞咽障碍护理注册护士

佐藤　良子　　北里大学东医院护理部　皮肤/排泄护理注册护士

友永　裕美　　北里大学医院护理部　皮肤/排泄护理注册护士

渡边　沙织　　北里大学医院护理部　皮肤/排泄护理注册护士

行俊　可爱　　北里大学东医院护理部　认知功能障碍护理注册护士

西原　知枝　　北里大学医院护理部　癌性疼痛护理注册护士

清宫　美咏　　北里大学医院护理部　皮肤/排泄护理注册护士

川村美纪子　　北里大学东医院护理部　皮肤/排泄护理注册护士

袴田　将嗣	北里大学医院护理部	皮肤／排泄护理注册护士
白井　教子	北里大学医院护理部	精神护理专科护理师
田久保美千代	北里大学医院护理部	精神护理专科护理师
宮崎　功介	北里大学医院护理部	感染管理注册护士
高城由美子	北里大学医院危机管理部／感染管理部 感染管理注册护士	
佐佐木显子	北里大学医院危机管理部／感染管理部 感染管理注册护士	
大川原裕树	北里大学医院危机管理部／感染管理部 感染预防注册药剂师／抗菌化疗注册药剂师	
青柳佐智子	北里大学医院危机管理部／感染管理部 感染管理注册护士	
番匠　章子	北里大学医院护理部	癌症护理专科护理师
高尾　真纪	北里大学医院护理部	癌症化疗护理注册护士
栗田　香堀	北里大学医院护理部	护理进修、教育中心主任护理师
长野友纪子	北里大学医院护理部	救急护理注册护士
谷　幸一	北里大学医院护理部	救急护理注册护士
榑松久美子	北里大学医院护理部	急性／重症患者护理专科护理师

序

在信息化社会，人们可以轻易地从网络上获取医疗信息。但是，可以断言这些信息是绝对正确的吗？现实中假新闻泛滥，没有证据的信息被四处传播。我们作为从事医疗行业的专业人士，绝不能将这类信息囫囵吞枣地接受甚至应用。

本书由北里大学医院、北里大学东医院的认证护士及专科护士为中心的专业护理团队成员共同编写，以日常提供最佳护理服务中应用到的知识和经验作为基础，提炼出护理的重点，记录了各个领域最新的有切实依据的信息。同时，为了与网络搜索保持一致，强调即时性和便利性，我们将其制作成为可以随身携带的手册。

如果您将这本书放到口袋里，就能在需要的时候立即了解到如何应对突发状况以及临床不常见的疾病和症状等信息。此外，临床常用的一些量表及数值等信息也可以随时随地轻松查找到。

我相信这本书将帮助您为患者提供更安全和优质的护理。如果这本手册能帮助新护士们更有自信地提供护理服务，同时帮助高年资护士们更有信心地带教新护士，我会感到非常高兴。

本书能够出版成功，需要感谢北里大学医院感染管理部及药剂科的各位同事的协助。

北里大学医院

护理研究及教育中心

谷口阳子

2017 年 3 月

　　机缘巧合，我有幸成为这本《临床护理学手册》的译者。翻译开始的时候正好是我准备第二次参加日本语能力考试N1级别之前，当时觉得这个机会不错，一边翻译一边能找找日语阅读的感觉，顺便备考，于是就接下了这份工作，开始了我人生中的第一次日语翻译。其实作为一名临床医生，平时的工作和科研当中参与翻译的机会并不算少，虽然绝大多数是英语翻译。但是当我开始着手翻译这本看起来薄薄的小册子时，还是感受到了难度。在翻译手册内容的同时，我也对日本护理学涉及的内容之广泛有了一个粗略的印象。应该说，虽然最开始时抱着学日语的心思接受了这份翻译任务，最终除了日语翻译，还学习了不少临床知识，也算是意外收获。

　　这次的翻译工作能顺利完成，要感谢两位编辑老师的辛勤付出。尤其在后期校稿的过程中，编辑老师帮我查阅了大量资料，完善了翻译的内容，真的非常感谢。我原本就不是一个擅长文字的人，遣词用句中如果有什么不妥之处还请各位读者不吝指出。这次的经历对我来说是非常宝贵的财富，也希望今后还能有机会参与其他书籍的翻译。

张希峣

2021 年 8 月 10 日

目录

基础生命支持（BLS）

临床 BLS 流程

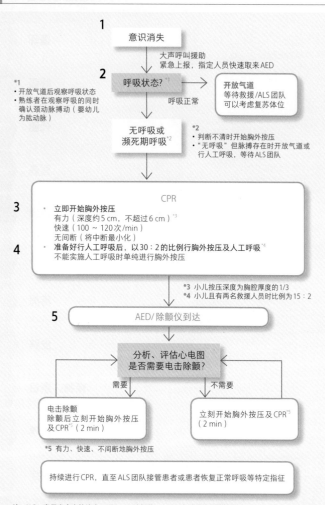

1　意识消失

大声呼叫援助
紧急上报，指定人员快速取来 AED

2　呼吸状态？*1　→　开放气道
等待救援/ALS 团队
可以考虑复苏体位

呼吸正常

*1
· 开放气道后观察呼吸状态
· 熟练者在观察呼吸的同时确认颈动脉搏动（婴幼儿为肱动脉）

无呼吸或
濒死期呼吸*2

*2
· 判断不清时开始胸外按压
· "无呼吸"但脉搏存在时开放气道或行人工呼吸，等待 ALS 团队

CPR

3
· 立即开始胸外按压
　有力（深度约 5 cm，不超过 6 cm）*3
　快速（100～120次/min）
　无间断（将中断最小化）
4
· 准备好行人工呼吸后，以 30：2 的比例行胸外按压及人工呼吸*4
　不能实施人工呼吸时单纯进行胸外按压

*3 小儿按压深度为胸腔厚度的1/3
*4 小儿且有两名救援人员时比例为15：2

5　AED/除颤仪到达

分析、评估心电图
是否需要电击除颤？

需要　　　　　　　　不需要

电击除颤
除颤后立刻开始胸外按压
及 CPR*5（2 min）

立刻开始胸外按压及 CPR*5
（2 min）

*5 有力、快速、不间断地胸外按压

持续进行 CPR，直至 ALS 团队接管患者或患者恢复正常呼吸等特定指征

注：ALS：高级生命支持治疗，CPR：心肺复苏，AED：自动式体外除颤仪。

引自：一般社团法人日本蘇生協議会监：JRC蘇生ガイドライン 2015. p49，医学書院，2016.

▶ 开放气道

仰头提颏法	仰头举颌法

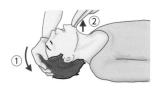 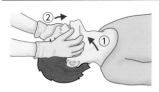

一手置于患者额部，下压使其后屈（①），另一只手食指和中指置于下颌骨颏部中央骨性结构，向上提颏部（②）

拇指以外的四指提起下颌角向上（①）。口唇闭合时，用拇指向下按压下唇（②）

注意：口腔内存在异物或呕吐物时，用食指及中指深入口腔将其取出。如果有吸引器则用吸引器吸除。

▶ 胸外按压

按压位置	双手的组合方法	按压方法

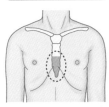 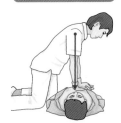

手指交叉的方法

手指伸开的方法

按压胸骨下段，胸腔正中部位

双肩位于患者胸部正上方，手肘伸直，垂直于按压部位，利用体重下压

▶ 人工呼吸

双人合作实施简易呼吸器人工呼吸法	EC手法

双手拇指及食指紧贴面罩，余下三指向上提起下颌（EC手法，如右图所示）。

以能使患者胸廓抬起的气量挤压呼吸囊，并维持加压状态1s。

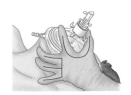

3

▶ 心搏骤停处理流程

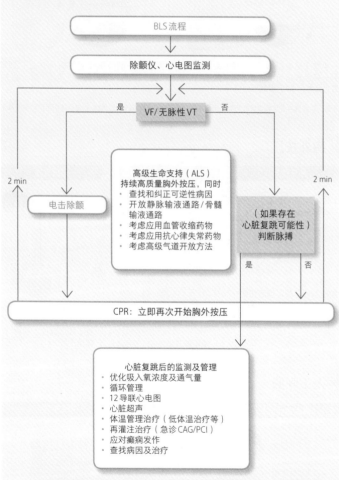

注：BLS：基础生命支持，VF：心室颤动，VT：室性心动过速，CPR：心肺复苏，CAG：冠状动脉造影，
PCI：经皮冠状动脉介入治疗。

引自：一般社团法人日本蘇生協議会監：JRC蘇生ガイドライン 2015. p48, 医学書院, 2016.

4

气管插管所需物品

- ☐ 气管插管：每隔 0.5 mm 准备 6.5 ~ 8.5 mm 各型号气管插管
- ☐ 喉镜：通常需要准备 1 号到 4 号 Macintosh 喉镜片
- ☐ 管芯：预先弯曲成 L 形
- ☐ 气管插管用凝胶
- ☐ 10 mL 注射器
- ☐ 牙垫
- ☐ 用于固定的胶带（或气管插管固定器）
- ☐ 吸引装置
- ☐ 简易呼吸器（带有储氧袋）
- ☐ 其他（可视喉镜、橡胶探条等）

不能行气管插管的情况下（如上下颌骨骨折等）
行外科开放气道（环甲膜穿刺套装）

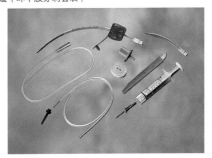

环甲膜穿刺套装迷你通路 II Seldinger 套装
（由 Smith Medical Japan 提供照片）

气管导管型号

年龄	内径（mm）	年龄	内径（mm）
0 ~ 1 个月	2.0 ~ 3.0	9 ~ 10 岁	6.0 ~ 6.5
1 ~ 6 个月	3.0 ~ 3.5	11 ~ 13 岁	6.5 ~ 7.0
6 ~ 12 个月	3.0 ~ 4.0	14 ~ 15 岁	6.5 ~ 7.5
1 ~ 2 岁	3.5 ~ 4.5	16 ~ 17 岁	7.0 ~ 8.5
3 ~ 4 岁	4.0 ~ 5.0	成年人（女性）	7.5 ~ 8.5
5 ~ 6 岁	5.0 ~ 5.5	成年人（男性）	8.0 ~ 9.0
7 ~ 8 岁	5.5 ~ 6.5		

注意：数值仅供参考。

▎使用 SBAR 的报告 / 请求帮助

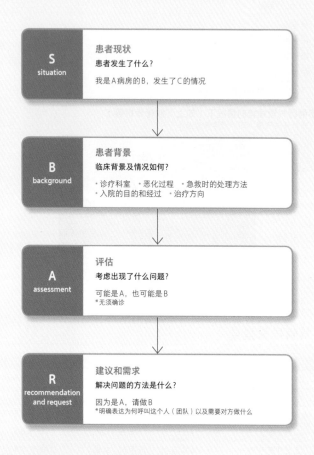

S situation

患者现状
患者发生了什么？
我是 A 病房的 B，发生了 C 的情况

B background

患者背景
临床背景及情况如何？
・诊疗科室　・恶化过程　・急救时的处理方法
・入院的目的和经过　・治疗方向

A assessment

评估
考虑出现了什么问题？
可能是 A，也可能是 B
*无须确诊

R recommendation and request

建议和需求
解决问题的方法是什么？
因为是 A，请做 B
*明确表达为何呼叫这个人（团队）以及需要对方做什么

注意：目的不在于详细报告情况，而在于传达发生了什么问题！

▶ 检查项目

☐ 大声呼叫援助

☐ 致电复苏团队（电话号码　　　　　）

☐ 必要时开始胸外按压

必要物品的准备

☐ 急救车（包括插管准备）	☐ 人工呼吸机
☐ DC	☐ 心电监护仪
☐ 吸引器	☐ 背板
☐ 氧气管路	☐ 记录用纸
☐ 简易呼吸器	☐ 开放静脉输液通路

环境整理

☐ 清理不需要的物品	☐ 调整病床位置
☐ 将室内照明调亮	☐ 去除病床挡板
☐ 插入背板	☐ 去除枕头
☐ 将气垫床调整至 CPR 模式	

确认/联络事项

☐ 患者的治疗方案（不复苏指令等）

☐ 联系主诊医师

☐ 联系患者家属

☐ 必要时联系 ME 科、手术室等相关科室

注意：也可待患者情况稳定后再行检查，请务必确认没有遗漏！

引自：北里大学病院救命救急·灾害医疗センター，一部改变.

意识障碍

▶ 日本昏迷评分（Japan coma scale，JCS）

0	意识清楚

I 不给予刺激也能维持觉醒状态

1	大体上意识清楚，只有一点儿不清楚
2	存在定向力障碍
3	不能说出自己的姓名、出生日期

II 给予刺激后清醒，停止刺激后进入嗜睡状态

10	正常呼叫后睁眼
20	大声呼叫或晃动身体后睁眼
30	施加疼痛刺激、反复呼叫后勉强能睁眼

III 给予刺激后仍不能觉醒的状态

100	对于疼痛刺激有大幅度的躲避动作
200	对于疼痛刺激有小幅度的四肢动作或皱眉
300	对于疼痛刺激无反应

注：R指躁动（restlessness），I指尿失禁（incontinence），A指无动性缄默症（akinetic mutism），闭锁状态（apallic state）下，评分后分别添加R、I、A。如 III -100-R等。

▶ 格拉斯哥昏迷评分（Glasgow coma scale，GCS）

睁眼 E(eye opening)		**最佳运动反应 M（best motor response）**	
4	自然睁眼	6	遵嘱动作
3	呼唤后睁眼	5	对疼痛刺激定位反应
2	疼痛刺激后睁眼	4	躲避疼痛刺激
1	完全不睁眼	3	异常屈曲
最佳言语反应 V（best verbal response）		2	伸展
5	定向力正常	1	无反应
4	对话混乱		
3	言语混乱		
2	发出令人无法理解的音节		
1	无发音		

注：睁眼（E）、言语（V）、运动（M）3个项目分别评价，记录各项评分，以如"E4V4M5"的形式记录。

注意：①JCS：由于评估简便，适用于需要快速处理的情况。
②GCS：可以区分严重程度。GCS评分是连续整数，并且GCS是国际通用的意识状态评估方法，更有利于数据的使用。

瞳孔的正常、异常表现

正常
- 3 ～ 4 mm
- 左右无差别
- 形状为正圆形

双侧瞳孔缩小（轻度）
- 2 ～ 3 mm
- 对光反射（+）
- 低血糖等代谢异常，间脑损伤

双侧瞳孔缩小（重度）
- 2 mm 以下
- 对光反射（+）
- 脑桥出血、脑干梗塞，吗啡等中毒

中间位置
- 4 ～ 5 mm
- 形状为不规则圆形
- 对光反射（-）
- 中脑损伤

双侧瞳孔散大
- 5 ～ 6 mm
- 对光反射（-）：重度缺氧状态
- 对光反射（+）：可能为拟交感神经类药物反应

单侧瞳孔散大：瞳孔不等大
- 左右存在 0.5 mm 以上的差别
- 动眼神经麻痹，脑水肿或出血等引起颅内压升高

确认意识状态时给予刺激的方法

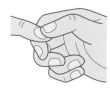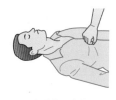

拇指压迫眼眶上缘　　　压迫手指甲床部分　　　握拳按压胸骨

▶ 休克的定义及分类

(1) 定义

休克是指因急性全身性末梢循环功能障碍导致的脏器及组织供血不足，造成细胞功能障碍而引起的症状及体征。休克不等于低血压。

(2) 分类

分类	疾病
低血容量性休克	出血、体液丢失等
分布性休克	感染、败血症、过敏反应、神经源性等
心源性休克	心肌梗死、心肌病、心脏瓣膜病、心律失常等
梗阻性休克	心脏压塞、缩窄性心包炎、肺栓塞、张力性气胸等

▶ 休克的 5 大症状（5P）

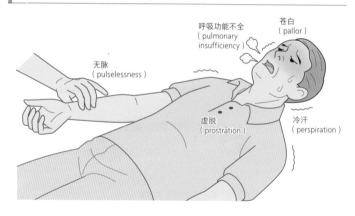

呼吸功能不全（pulmonary insufficiency）

苍白（pallor）

无脉（pulselessness）

虚脱（prostration）

冷汗（perspiration）

要点 了解休克的特征和应对方法

- 休克是由末梢循环功能障碍造成的脏器及组织供血（氧气）不足，无氧代谢亢进，乳酸值增加。
- 出血导致的低血容量性休克会引起体温的降低，低体温、酸中毒、凝血功能异常会进一步增加出血量，因此需要积极行加温措施。

各类休克的特征及应对时的输液、用药，治疗

分类		特征	应对时的输液、用药、治疗
低血容量性休克		循环血量减少，心率增加，厥冷，苍白，尿量减少	应用乳酸/醋酸林格氏液、代血浆，输注血浆、全血，维持体温（积极加温），外科止血手术等
分布性休克	过敏性休克	血管容量增加，血管阻力下降，血管壁通透性增加	给予肾上腺素、类固醇、抗组胺药物等
	败血症性休克	末梢血管扩张，末梢组织需氧量增加，血管壁通透性增加	对感染源的外科手术治疗，应用抗生素，给予去甲肾上腺素、多巴酚丁胺、多巴胺等
	神经源性休克	血管容量增加，血管阻力下降	应用去甲肾上腺素、阿托品（心动过缓）、乳酸/醋酸林格氏液等
心源性休克		心功能（收缩功能）障碍，前后负荷增加	心功能评价（Swan-Ganz导管等），心功能维持（应用多巴酚丁胺、多巴胺等），治疗心律失常，减轻后负荷（应用血管扩张剂等），减轻前负荷（应用利尿剂等）
梗阻性休克		心功能（舒张功能）障碍，后负荷增加	心脏压塞：心包穿刺；张力性气胸：胸腔穿刺；肺栓塞：溶栓治疗，经导管血栓抽吸，手术清除血栓

注意：①休克的应对措施因患者的疾病状态和病因不同而各有差异。
②通用的治疗方法包括开放气道辅助通气，适当给氧，补液、应用药物维持循环（开放静脉输液通路等），并且需要适当的准备、实施和评估。

休克评分：评价休克严重程度

评分	0	1	2	3
收缩压（BP）mmHg	$100 \leq BP$	$80 \leq BP < 100$	$60 \leq BP < 80$	$BP < 60$
脉搏（PR）次/min	$PR \leq 100$	$100 < PR \leq 120$	$120 < PR \leq 140$	$140 < PR$
碱剩余（BE）mEq/L	$-5 \leq BE \leq +5$	$+5 < BE \leq +10$ $-5 > BE \geq -10$	$+10 < BE \leq +15$ $-10 > BE \geq -15$	$+15 < BE$ $-15 > BE$
尿量（UV）mL/h	$50 \leq UV$	$25 \leq UV < 50$	$0 \leq UV < 25$	0
意识状态	清楚	兴奋~轻度反应迟钝	明显反应迟钝	嗜睡

编者提示：当量浓度（mEq/L）=摩尔浓度（mmol/L）×化合价，本表中碱剩余的单位可换算为1 mEq/L=1 mmol/L。

▷根据总分，可以进行以下判断

0 ~ 4	非休克状态
5 ~ 11	轻到中度休克
11 ~ 15	重度休克

注：常用于预测出血量。

▶严重心律失常

心室颤动（ventricular fibrillation，VF）

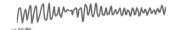

➡除颤

不规则的波形以快速的周期无序出现。

无脉性室性心动过速（pulseless VT）

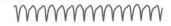

➡除颤

规则的宽 QRS 波群连续出现。不能触及脉搏。

心脏停搏（asystole）

➡行 ALS

心脏电活动无效，心电图基本呈一条直线。

无脉性电活动（PEA）

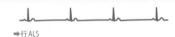

➡行 ALS

VF 或 pulseless VT 以外的任何仅在监测仪上显示有电活动而不触及脉搏的情况。心电图的波形不确定。

Ⅲ度房室传导阻滞（AV block）

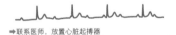

➡联系医师，放置心脏起搏器

P 波及 QRS 波群规律出现（PP 间期、RR 间期恒定），但 P 波与 QRS 波群之间没有任何关联。

病态窦房结综合征（sick sinus syndrome，SSS）

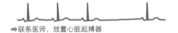

➡联系医师，放置心脏起搏器

突然间隔延长的 P 波（每个波形都正常）。

要点 ▶ 处理急变风险极高的重度心律失常的要点

· 如患者出现突然性意识消失，或者脉搏变缓且有强烈窒息感时，需要紧急处理。及时向医生报告并持续观察患者病情是否出现变化。

· 将急救车或除颤器推到患者床旁。

· 由于急症处理时需要更多的人员，召集人员也十分重要。

需要注意的心律失常

室性心动过速（ventricular tachycardia，VT）

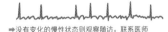

➡联系医师，检查血压变化

没有 P 波的宽 QRS 波群连续出现（超过 3 次）。容易出现低血压。

心房颤动(atrial fibrillation，Af)

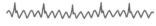

➡没有变化的慢性状态则观察随访。联系医师

P 波不存在，基线显示为不规则的细波（f 波）。RR 间期不规则。

心房扑动(atrial flutter，AF)

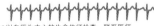

➡没有变化的慢性状态则观察随访。联系医师

锯齿状 F 波有规律地出现（RR 间期是规则的 PP 间期的倍数）。

阵发性室上性心动过速(paroxysmal supraventricular tachycardia，PSVT)

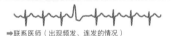

➡以血压为中心的生命体征检查。联系医师

规律出现的窄 QRS 波群（超过 120 次/分钟）。与窦性心动过速不同，它突然出现又突然消失。

室性期前收缩（premature ventricular contraction，PVC）

➡联系医师（出现频发、连发的情况）

在窦性节律前出现，前面没有 P 波的宽 QRS 波群（0.12 s 以上）。

注：上述心律失常症状经常在出现的数分钟后消失。

> **要点** 处理需要注意的心律失常的要点
>
> - 如果患者状态没有变化，也没有出现与平时不同的症状，连接监护装置并观察病情变化。
> - 如果是突然出现的心电图变化，则需要向医师报告，观察症状并做好急救处理的准备。

急救药物

通用名 商品名	适应证、药效、给药方法、注意事项
肾上腺素 肾上腺素注射液0.1%注射器（アドレナリン注0.1%シリンジ）；肾上腺素注射液1 mg（ボスミン注1 mg）	• 心搏骤停时1次1 mg静脉给药 • 不能确认心脏复跳时，每隔3～5 min给药1次 • 处理对阿托品无效的心动过缓时，2～10 μg/min静脉注射 • 极量：1 μg/（kg·min）
盐酸胺碘酮 盐酸胺碘酮注射液150 mg（アンカロン注150）	• 有毒性，需避光保存 • 用于难治性VF、无脉性VT及心搏骤停 • 首次给药量：300 mg溶于20 mL 5%葡萄糖溶液中，快速静脉注射或骨髓腔内给药 • 再次给药量：150 mg溶于10 mL 5%葡萄糖溶液中，快速静脉注射或骨髓腔内给药 • 最大累计给药量2.2 g/d • 向体外排出速度极慢（平均半衰期14.6 d）
阿托品 阿托品注射液0.05%注射器（アトロピン注0.05%シリンジ）；硫酸阿托品注射液0.5 mg（アトロピン硫酸塩注0.5 mg）	• 合并症状的心动过缓的首选用药 • 首次给药量：0.5 mg静脉注射 • 在总给药量不超过3 mg的前提下，每隔3～5 min给药1次 * 有机磷中毒 • 存在大量给药（2～4 mg或以上）可能性
利多卡因 静脉注射用利多卡因2%（静注用キシロカイン2%）；静脉注射用利多卡因2%注射器（リドカイン静注用2%シリンジ）	• 用于难治性VF、无脉性VT及心搏骤停无法给予胺碘酮时的替代性药物 • 首次给药量：1～1.5 mg/kg静脉注射或骨髓腔内给药 • 无效时，0.5～0.75 mg/kg快速静脉注射 • 每隔5～10 min给药1次，最多3次或总给药量为1次3 mg/kg • 维持用药：1～4 mg/min（30～50 γ）
硫酸镁葡萄糖 静脉注射用硫酸镁葡萄糖20 mL（静注用マグネゾール20 mL）	• 尖端扭转型室性心动过速，低镁血症导致的心搏骤停 • 有钙拮抗作用 • 1～2 g溶于10 mL 5%葡萄糖溶液中静脉注射或骨髓腔内给药
盐酸尼非卡兰 静脉注射用盐酸尼非卡兰50 mg（シンビット静注用50 mg）	• 胺碘酮的替代用药 • 首次给药量：0.3 mg/kg，5 min内完成静脉注射 • 无效时，0.4 mg/（kg·h）维持用药
50%葡萄糖注射液 50%葡萄糖注射液（大塚糖液50%）	• 低血糖引起意识障碍时，缓慢静脉注射 • 由于渗透压高，需留意静脉炎的发生
碳酸氢钠 碳酸氢钠静脉注射液7%（メイロン静注7%）	• 应用于高钾血症 • 心搏骤停患者不推荐常规应用 • 对呼吸性酸中毒无效/无益处 • 1 mEq/kg静脉注射 • 有条件的情况下行血气分析后计算给药量
电解质输液（乳酸林格氏液） L-乳酸钠林格氏液（ラクテック注）	• 循环血量或组织间液减少时用于补充和纠正细胞外液 • 纠正代谢性酸中毒

通用名 商品名	适应证、药效、给药方法、注意事项
电解质输液（醋酸林格氏液） 醋酸葡萄糖林格氏液（ヴィーンD输液）	· 等张电解质输液（水、电解质输液制剂） · 补充细胞外液 · 含有葡萄糖
电解质输液（醋酸林格氏液） 醋酸林格氏液（ソルアセトF输液）	· 等张电解质输液（水、电解质输液制剂） · 补充细胞外液
去甲肾上腺素 去甲肾上腺素注射液1mg（ノルアドリナリン注1mg）	· 用于末梢血管阻力下降的低血压（70mmHg以下） · 心肌耗氧量增加（心率↑，血压↑） · 首次给药量：0.1～0.5μg/（kg·min）
盐酸多巴胺 盐酸多巴胺注射液100mg（イノバン注100mg）；盐酸多巴胺注射液0.3%注射器（イノバン注0.3%シリンジ）；盐酸多巴胺注射液（カコージンD注）	· 合并症状的心动过缓的次选用药（首选为阿托品） · 伴有休克的低血压患者给药量为2～20μg/（kg·min） · 需要持续给药时，使用注射泵、输液泵 · 心率、收缩压上升
盐酸多巴酚丁胺 盐酸多巴酚丁胺静脉注射液100mg（ドブタミン塩酸塩点滴静注液100mg）；盐酸多巴酚丁胺注射液100mg（ドブトレックス注射液100mg）；盐酸多巴酚丁胺注射液0.3%注射器（ドブポン注0.3%シリンジ），盐酸多巴酚丁胺输液用套件600mg（ドブトレックスキット点滴静注用600mg）等	· 适应证包括心功能不全、肺淤血等 · 增强心肌收缩力 · 首次给药量：1～5μg/（kg·min），持续给药 · 极量：20μg/（kg·min） · 需要持续给药时，使用注射泵、输液泵 · 很难提升心率

编者提示：本表中涉及的药品备注了日文原商品名，以便读者查阅。

▶ 持续给药时的计算

血管活性药物持续给药时，多数情况下使用单位" γ（gama）"，即"每千克体重每分钟给药1μg"[1 γ =1 μg/（kg·min）]。

> 1 γ =0.06 × 患者的体重（mg/h）

←将"μg"换算为"mg"，且将"min"换算为"h"的计算公式。就这样记住它！

例：① 体重为70 kg的患者，1 γ =0.06 × 70 kg=4.2（mg/h）。

② 然后确认给予药物的浓度，换算为注射泵的（mL/h）。

DOA（盐酸多巴胺）为例

（1）给体重为50 kg的患者注射5 γ 的0.6%盐酸多巴胺时

5 γ =5 ×（0.06 × 50 kg）=15（mg/h）→ 15 × 1/6=2.5（mL/h）*

*0.6%盐酸多巴胺注射液为50 mL注射器中含有300 mg多巴胺的制剂，稀释倍率为1/6，乘以1/6后得出5 γ 为2.5 mL/h。

（2）给体重为65 kg的患者注射3 γ 的0.6%盐酸多巴胺时

3 γ =3 ×（0.06 × 65 kg）=11.7（mg/h）→ 11.7 × 1/6=1.95 ≈ 2（mL/h）

▶ 判定分类

分诊类别	疾病情况	相关疾病示例
Ⅰ（红）立刻	• 紧急治疗组 • 必须迅速开始救治处理的患者	存在生理异常，需要立即进行生命支持治疗	• 气道异常（窒息等） • 呼吸异常（张力性气胸等） • 循环异常（大量出血、休克等） • 意识异常（头部外伤等） • 呼吸道灼伤 • TAF 的 XXX
Ⅱ（黄）紧急	• 紧急治疗组 • 优先级次于红色，需要接受外科手术或紧急治疗的患者	即使治疗时间有所延迟也没有生命危险。生命体征通常是稳定的	• 四肢骨折 • 脊髓损伤（胸段脊髓以下） • 中等程度烫伤 • 灾难中需要救援的人员（小儿、孕妇、合并基础疾病的患者、高龄患者、旅行者、外国人等）
Ⅲ（绿）暂缓	• 不需治疗或轻症治疗组 • 优先级次于红色和黄色，需要轻微治疗或不需要治疗的患者	无须专科医师诊治的轻微伤病患者，注意存在分类过低或突发病情变化的可能性	• 指（趾）骨骨折 • 脱臼、扭伤 • 小范围外伤、瘀伤 • 通气过度综合征 • 轻度烫伤
0（黑）死亡	• 排除Ⅰ、Ⅱ、Ⅲ • 急救困难或死亡	即使进行心肺复苏仍然难以维持生命的人群，或者已经死亡的人群	• 死亡，无生命体征 • 高度损伤 • 去大脑强直 • 呼吸停止（开放气道后）

注：“TAF 的 XXX”是指 T（Tamponade，心脏压塞），A（Airway obstruction，气道阻塞），F（Flail chest，连枷胸），X（open pneumothoraX，开放性气胸），X（tension pneumothoraX，张力性气胸），X（massive hemopneumothoraX，大量血气胸）。

▶ 分诊标签

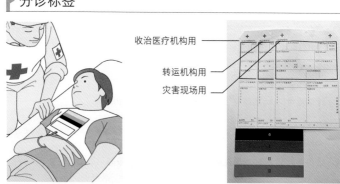

收治医疗机构用
转运机构用
灾害现场用

- 到达现场前将可以填写的部分完成（序号、实施分诊日期、实施地点、执行机构、执行者及职业）。
- 佩戴位置首选右手手腕，不能佩戴时按照①右手、②左手、③右足、④左足、⑤颈部的次序佩戴，必须佩戴到身体上。
- 分诊需要2人一组完成（执行者和记录者）。
- 分诊时假设存在重复分类的情况，保留适度的余地。
- 分诊结果可能随时间和治疗情况、人力及医疗资源充足情况的变化而发生变化。

改良START分诊流程

step1 **判断步行**

在现场不能行走则判定为不能步行。

step2 **判断呼吸**

运用五感（观察胸部和腹部的上下运动，听呼吸音，感觉呼吸）来确认。如果没有呼吸则开放气道，但不实施人工呼吸。

6秒内判断呼吸
- 6秒内无呼吸 → 9次/分以下
- 6秒内3次以上 → 30次/分以上

step3 **判断循环**

如果存在休克体征[冷汗、皮肤湿润、脉搏微弱、颜面苍白、心动过速（心率120次/分以上）]，则分类为红色。
- 6秒内心跳12次以上即为心动过速

step4 **判断意识**

通过"请睁开眼睛""请握住我的手""请告诉我您的名字"等问题判断遵嘱情况。在因脊髓损伤等导致四肢瘫痪的情况下，能够回答自己的姓名则视为遵嘱反应存在。

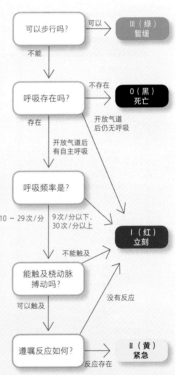

注意：灾难中需要救援的人员不遵从改良START分诊流程。以30秒内完成并且判断为目标。可以实施的救治处理包括开放气道及压迫止血。

意识障碍（嗜睡、精疲力竭）

意识障碍的评估及处理

考虑可能发生的严重疾病

颅内压增高、低血糖、休克、低氧血症

紧急程度的判断

- 重度意识障碍
- 双侧瞳孔不等大、瞳孔散大
- 气道障碍、呼吸减慢、呼吸变浅
- 休克

评估

▶ **体格检查**
□ 气道评估
  - 能否发声 · 舌后坠
  - 反常呼吸 · 鼾音
  - 凹陷呼吸
□ 呼吸评估
  - 呼吸频率
  - 呼吸节律
  - 呼吸形式（用力呼吸）
  - 血氧饱和度（SpO_2）
□ 循环评估
  - 脉搏数
  - 脉搏强度、节律
  - 四肢末梢温度
  - 毛细血管充盈时间
  - 血压（左右差别）
□ 意识、运动障碍评估
  - GCS 或 JCS
  - 徒手肌力评定
□ 眼部体征
  - 瞳孔大小，左右差别
  - 对光反射
  - 眼球位置
□ 其他
  - 血糖值
  - 呕吐
  - 体温
  - 网状青斑

▶ **问诊**
□ 头痛（参考第28页）
□ 恶心

处理

▶ **判断为紧急程度高时**
□ 院内紧急呼救
□ 准备抢救车
□ 开放气道、简易呼吸器通气
  （出现气道障碍、呼吸减慢、
  呼吸变浅、低氧血症时）
□ 做好气管插管的准备
□ 准备渗透性利尿剂
  （双侧瞳孔不等大、瞳孔散
  大、发生颅内病变或有此类
  既往史的情况）
□ 测定血糖值
  （发生低血糖时应用50%葡萄
  糖溶液静脉给药）

▶ **生命体征平稳时 → 寻找病因
  与治疗同时进行**
□ 低氧血症者给予吸氧
□ 测定血糖值
  （发生低血糖时应用50%葡萄
  糖溶液静脉给药）
□ 开放外周静脉通路
□ 连接心电图
  （评估心律失常）
□ 血液标本采集
□ 血气分析

注意：行CT检查等需要外出的检查前，先评估转移途中及在检查地点发生紧急情况的风险，事先完成如
气管插管等紧急处理（安全对策）！

意识障碍在各种疾病状态中都可能出现，病因不同治疗也有所区别。跳出惯性思维，进行全身的检查及评估并给予对应的处理是十分重要的。

意识障碍的原因	
颅内病变	脑卒中、脑出血、蛛网膜下腔出血、硬膜下血肿、硬膜外血肿、脑积水、癫痫、脑膜炎、脑肿瘤
循环系统	阿-斯综合征、各类休克
呼吸系统	低氧血症、二氧化碳麻醉、通气过度综合征
代谢、内分泌系统	低血糖、高血糖、糖尿病酮症酸中毒
电解质异常	低钠血症、高钠血症
中毒、毒品	急性酒精中毒、服药过量、麻醉药、镇静药
精神疾病	歇斯底里、抑郁症、精神分裂症
环境	低体温、中暑、高热

要点 意识状态评估的要点！

（1）应用一致的量表进行评估（参考第8页）

无论意识障碍的病因是什么，病房中都应使用一致的量表进行评估，这对评估病情随时间的变化情况十分重要。

（2）进行详细的记录

捕捉意识障碍的细微改变对于发现病情的变化十分重要。例如，在定向力评估当中，"单纯不能说出日期" 和 "不能说出日期和地点" 这两种情况下的量表评分可能是相同的，但是障碍的严重程度及此后病情的进展可能存在很大差别。

要点 存在感染或疑似感染的意识障碍患者需要考虑败血症的可能！

败血症定义为 "宿主对感染的生理反应功能不全，导致危及生命的器官紊乱"。普通病房和门诊的患者在确诊或怀疑感染时，应用 "quick SOFA" 进行评估，意识改变、呼吸频率、血压 3 项中有 2 项以上符合则考虑败血症。

①怀疑感染
②quick SOFA 中有 2 项以上符合

quick SOFA
- 意识改变（GCS<15分）
- 呼吸频率 ≥ 22 次/分
- 血压 ≤ 100 mmHg

满足①+②的情况则考虑败血症

胸痛的评估及处理

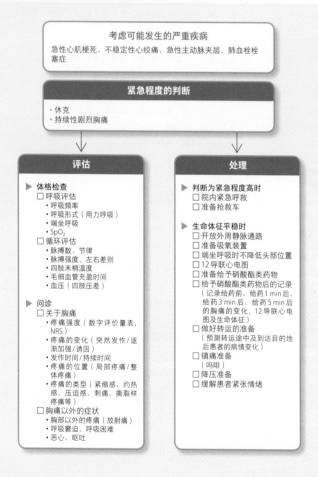

考虑可能发生的严重疾病

急性心肌梗死、不稳定性心绞痛、急性主动脉夹层、肺血栓栓塞症

紧急程度的判断

· 休克
· 持续性剧烈胸痛

评估	处理
▶ **体格检查** □ 呼吸评估 　· 呼吸频率 　· 呼吸形式（用力呼吸） 　· 端坐呼吸 　· SpO₂ □ 循环评估 　· 脉搏数、节律 　· 脉搏强度，左右差别 　· 四肢末梢温度 　· 毛细血管充盈时间 　· 血压（四肢压差） ▶ **问诊** □ 关于胸痛 　· 疼痛强度（数字评价量表，NRS） 　· 疼痛的变化（突然发作/逐渐加强/诱因） 　· 发作时间/持续时间 　· 疼痛的位置（局部疼痛/整体疼痛） 　· 疼痛的类型（紧缩感、灼热感、压迫感、刺痛、撕裂样疼痛等） □ 胸痛以外的症状 　· 胸部以外的疼痛（放射痛） 　· 呼吸窘迫、呼吸困难 　· 恶心、呕吐	▶ **判断为紧急程度高时** □ 院内紧急呼救 □ 准备抢救车 ▶ **生命体征平稳时** □ 开放外周静脉通路 □ 准备吸氧装置 □ 端坐呼吸时不降低头部位置 □ 12导联心电图 □ 准备给予硝酸酯类药物 □ 给予硝酸酯类药物后的记录 　（记录给药前、给药1 min后、给药3 min后、给药5 min后的胸痛的变化，12导联心电图及生命体征） □ 做好转运的准备 　（预测转运途中及到达目的地后患者的病情变化） □ 镇痛准备 　（吗啡） □ 降压准备 □ 缓解患者紧张情绪

注意：任何疾病都有突然发展为休克或心脏骤停的可能性。要始终牢记"突发变化 → 心肺复苏"。绝对不能从患者身边离开。

要点	彻底了解休克!

疾病	休克的种类	原因
急性心肌梗死	心源性休克	·心功能不全 ·心律失常 ·乳头肌断裂 ·心脏破裂
急性主动脉夹层	低血容量性休克 梗阻性休克 心源性休克	·大量出血 ·心脏压塞 ·主动脉瓣关闭不全 ·冠状动脉闭塞
肺动脉血栓栓塞症	梗阻性休克	·肺动脉血流减少、停止

要点	掌握不同疾病疼痛的特点!

疾病	疼痛特点
急性心肌梗死	·从未经历过的前胸部剧烈疼痛,糖尿病患者也可能有无痛性发作 ·疼痛可能向左肩及左臂、颈部、下颌、牙齿、上腹部、背部等部位放散(放射痛)
急性主动脉夹层	·撕裂样剧烈疼痛 ·突然发病,疼痛在发病时最为强烈 ·多伴有背部或腰部的疼痛 ·随夹层进展疼痛的部位也会扩大
肺动脉血栓栓塞症	·与疼痛相比更常见的主诉是呼吸困难 ·术后首次下床、ADL评分提高等情况下多见

捕捉疾病特有的表现

(1) ST段的变化

12导联心电图上出现ST段的变化(ST段上升、ST段下降)时,怀疑存在心肌缺血。

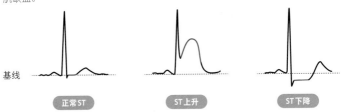

基线

正常ST	ST上升	ST下降

(2) 四肢的血压差别

主动脉夹层形成时,发生夹层的血管供血的部位血压下降。因此,若患者在发生胸痛的同时存在四肢血压差异,强烈怀疑其发生了主动脉夹层,并且可以判断病变累及的部位。

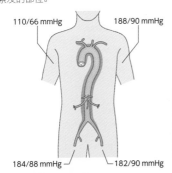

110/66 mmHg   188/90 mmHg

向右上肢供血的右锁骨下动脉发生夹层,血管内腔变窄,右上肢血压与其他部位血压相比偏低。

184/88 mmHg   182/90 mmHg

呼吸困难的评估及处理

考虑可能发生的严重疾病

▶ 需要迅速给予特殊处理的情况
呼吸道的问题、肺血栓栓塞症、气胸、重症哮喘等
▶ 缺氧的问题
肺部疾病、心脏疾病、感染、贫血等
▶ 换气的问题
神经肌肉疾病、慢性阻塞性肺疾病（COPD）、肺纤维化等

紧急程度的判断

• 休克的鉴别：如果出现颜面苍白、虚脱、脉搏微弱、冷汗、呼吸频率加快的情况，立刻紧急呼救（有出现最严重疾病的可能性）
• 排除休克的情况后，测量生命体征，同时进行评估

评估

▶ 问诊
　□ 既往史
　　• 肺部疾病　　• 心脏疾病
　　• 肾病　　　　• 贫血
　　• 神经肌肉疾病
　　• 心因性疾病
　□ 有无常用药或常备药
　□ 现病史
　　• 何时开始的何种症状
　　• 何种体位可缓解症状
　　• 是否恶化
　　• 发作时有无吸入用药等
　□ 有无伴随症状
　　• 胸痛　　　• 痰（性状）
　　• 嗜睡等

▶ 视诊
　□ 胸廓抬高
　□ 面色，发绀，面部表情
　□ 冷汗　　　□ 呼吸方式
　□ 用力呼吸（吸气和呼气）
　□ 颈静脉怒张
　□ 网状紫斑　□ 杵状指

▶ 听诊
　□ 呼吸音（参考第38页）
　□ 谈话的顺畅程度
　□ 附加音

处理

▶ 突发性呼吸困难，休克状态时
　□ 院内紧急呼救
　□ 开放气道（确定存在异物时予以去除）
　□ 确保充足的人员
　□ 记住时间，条件允许时开始进行记录
　□ 连接监护仪
　□ 准备抢救车（插管准备）
　□ 吸氧治疗的准备（插管时）
　□ 做好静脉滴注的准备（建立静脉通路，准备细胞外液，如生理盐水、林格氏液等）
▶ 寻找病因
　□ 待气道／呼吸及循环情况稳定后，增加详细的检查以寻找病因
　　• 采血（有无贫血、炎症指标、电解质等）
　　• 影像学（胸部X线、CT）

注意：呼吸困难的患者原本就处于交谈困难的状态，需要注意的是，此时进行问诊可能会造成病情恶化。如果患者可以交谈则进行评估，如果存在严重呼吸困难则尽量减少问诊过程。

要点 把气道问题视为生命问题，努力在早期发现它！

根据窒息体征或者气道闭塞（狭窄）的呼吸方式，及早发现气道的问题，防止心脏及脑受到影响。

能够让周围的人发现的发生窒息后不能呼吸的体征

窒息体征

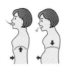

胸腹矛盾呼吸

吸气时，膈肌上抬、上腹部内缩，呼气时相反（与正常的呼吸动作相反）

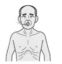

三凹征

吸气时，锁骨上窝、胸骨上窝和肋间隙出现明显凹陷

气管牵拉征

吸气时，喉部被向下牵拉

要点 将用力呼吸视为紧急情况的先兆！

发现用力呼吸时，应立刻寻找病因并对症处理。

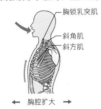

胸锁乳突肌
斜角肌
斜方肌

用力吸气（吸气时用力）

吸气时，胸锁乳突肌、斜方肌、斜角肌收缩，使胸腔扩大

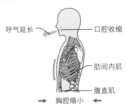

呼气延长
口腔收缩
肋间内肌
腹直肌

用力呼气（呼气时用力）

呼气时，肋间内肌和腹直肌等腹部肌肉群收缩，使胸腔缩小

要点 呼吸频率加快是多种疾病开始的征象！

当体内发生某种改变时，最易察觉的反应是呼吸频率的改变。如果发现呼吸频率加快，可将其视为紧急情况的先兆。

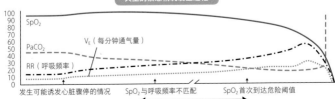

典型的紧急情况发生过程

忽视疾病加重的情况，对病情严重程度判断不足，持续时间可达 12 小时以上

引自：Lynn LA et al: 3. Patterns of unexpected in-hospital deaths: a root cause analysis. Patient SafSurg 5, 2011.

恶心的评估及处理

考虑可能发生的严重疾病

脑部疾病（脑肿瘤、脑血管病变、脑膜炎、颅内压增高等）、情绪和感觉异常（压力、焦虑）、有害物质（药物中毒、化疗药物等）、平衡感异常（梅尼埃病、中耳炎）、心脏疾病（急性心力衰竭、心肌梗死等）、消化系统疾病（胃溃疡、胆囊炎等）

紧急程度的判断

· 出现剧烈疼痛（头痛、胸痛、腹痛等）、颜面苍白、虚脱、脉搏微弱、冷汗、呼吸频率加快等情况，立刻紧急呼救（有出现最严重疾病的可能性）
· 排除以上情况后，测量生命体征，同时进行评估

评估

▶ 问诊
　□ 既往史
　　· 脑部疾病　　· 消化系统疾病
　　· 心因性疾病　· 心脏疾病
　　· 肾病　　　　· 妊娠
　　· 血压
　□ 有无常用药或常备药
　□ 现病史
　　· 何时开始的何种症状
　　· 是否恶化
　□ 有无伴随症状
　　· 头痛　· 胸痛　· 腹部症状
　　· 冷汗　· 发热等

▶ 视诊
　□ 有无运动障碍
　□ 意识水平
　□ 面色，发绀
　□ 冷汗
　□ 呕吐物的量、性状、气味

▶ 听诊
　□ 呼吸音
　□ 肠鸣音

▶ 触诊
　□ 毛细血管充盈时间
　□ 脉搏、心律不齐
　□ 腹壁紧张，腹肌强直

▶ 叩诊
　□ 鼓音
　□ 浊音

处理

▶ 发生呕吐时
　□ 侧卧位脸朝向一侧
　□ 与患者交谈，缓解其紧张情绪，使患者身心放松

▶ 判断为紧急程度高时
　□ 开放气道（确认口腔内有无异物）
　□ 确保充足的人员
　□ 记住时间，条件允许时开始进行记录
　□ 连接监护仪
　□ 准备抢救车（插管准备）
　□ 吸氧治疗的准备（插管时）
　□ 做好静脉滴注的准备（建立静脉通路，准备细胞外液，如生理盐水、林格氏液等）

▶ 查找病因
　□ 增加详细的检查项目
　　· 血液检查：炎症反应、心肌酶、肝功能、胰酶、肾功能
　　· CT检查：头部、胸部、腹部
　　· 胸部X线：有无误吸

出现呕吐时，重要的是要确定是中枢性呕吐还是外周性呕吐，并寻找原因。

分类	原因
中枢性呕吐	• 脑部疾病：由脑部某些异常导致的情况 • 情绪和感觉异常：由神经或精神原因导致的情况 • 有害物质：由药物中毒、化疗药物等导致的情况
外周性呕吐	• 平衡感异常：由控制平衡感的内耳前庭器官异常引起的情况 • 消化系统疾病：由消化道的梗阻或刺激交感神经/迷走神经而导致的情况 • 心脏疾病：由急性心力衰竭、心肌梗死等引起的情况

要点 ▶ 根据呕吐物的性状推测梗阻的位置！

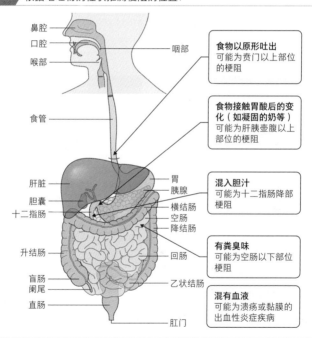

鼻腔
口腔
喉部
咽部

食物以原形吐出
可能为贲门以上部位的梗阻

食管

食物接触胃酸后的变化（如凝固的奶等）
可能为肝胰壶腹以上部位的梗阻

肝脏
胆囊
十二指肠
胃
胰腺
横结肠
空肠
降结肠

混入胆汁
可能为十二指肠降部梗阻

升结肠
盲肠
阑尾
直肠
回肠
乙状结肠

有粪臭味
可能为空肠以下部位梗阻

混有血液
可能为溃疡或黏膜的出血性炎症疾病

肛门

要点 ▶ 考虑预防并发症以及紧急情况发生的风险！

• 出现恶心症状，伴有面色不佳及发冷、呕吐等症状时，在主诉"感到恶心"之后可能立刻出现意识丧失和休克状态。

• 除了消化系统疾病，严重的疾病，特别是脑神经系统、循环系统的疾病，也可能引起恶心，因此，有必要考虑发生紧急情况的可能性。

▶ 腹痛的评估及处理

考虑可能发生的严重疾病

急性腹膜炎、急性胰腺炎、急性胃炎、阑尾炎、胆囊炎、胆管炎、肠道疾病（克罗恩病、结肠癌、肠易激综合征）、泌尿系统疾病（急性膀胱炎、膀胱癌、尿路结石）、循环系统疾病（心绞痛、心肌梗死、主动脉夹层动脉瘤）

紧急程度的判断

· 与急腹症相关的休克的鉴别：出现剧烈腹痛、颜面苍白、冷汗、虚脱、脉搏微弱、呼吸频率加快的情况则立刻紧急呼救（有出现最严重疾病的可能性）
· 排除以上情况后，测量生命体征，同时进行评估

评估	处理
▶ **问诊** □ 既往史 　· 腹部手术　　　· 肾病 　· 消化系统病　· 心因性疾病 □ 有无常用药或常备药 □ 现病史 　· 何时开始的何种症状 　· 是否恶化 □ 有无伴随症状 　· 恶心　· 呕吐　· 发热等 ▶ **视诊** □ 腹部轮廓　　□ 腹部形状 □ 腹部膨隆　　□ 瘢痕 □ 黄疸 ▶ **听诊** □ 肠鸣音 ▶ **触诊** □ 反跳痛 □ 腹肌强直 □ 内脏痛（触诊不能明确疼痛部位） □ 躯体痛（持续剧烈疼痛，触诊可以明确疼痛的部位） □ 牵涉痛（局限于皮肤和肌肉的剧烈疼痛） ▶ **叩诊** □ 鼓音 □ 浊音	▶ **发生恶心、呕吐时** □ 调整体位预防误吸 ▶ **判断为紧急程度高时** □ 确保充足的人员 □ 记住时间，条件允许时开始进行记录 □ 连接监护仪 □ 准备抢救车（插管准备） □ 吸氧治疗的准备（插管时） □ 做好静脉滴注的准备（建立静脉通路，准备细胞外液，如生理盐水、林格氏液等） ▶ **查找病因** □ 增加详细的检查项目 　· 发生代谢性酸中毒、肌酸激酶（CK）上升时急腹症的可能性大 　· 腹部X线注意腹水及双泡征

- 急腹症是伴有腹部剧烈疼痛的疾病的总称。
- 如果诊断为急腹症，除疼痛外还可观察到休克症状（低血压、意识障碍、冷汗等）。
- 代表腹膜刺激征的反跳痛（Blumberg征）对确定病情的严重程度至关重要。

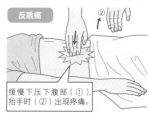

反跳痛

缓慢下压下腹部（①），抬手时（②）出现疼痛。

要点 了解如何通过腹部疼痛的部位推断主要疾病！

疼痛部位	主要疾病	疼痛部位	主要疾病
腹部整体疼痛	急性腹膜炎、急性胰腺炎、急性胃炎、食物中毒	回盲部疼痛	肠道疾病（克罗恩病、结肠炎、肠易激综合征、结肠憩室、结肠结核）、右侧尿路结石
上腹部疼痛、脐周疼痛	胃十二指肠溃疡、反流性食管炎、胆石症/胆囊炎、胰腺炎、心绞痛、心肌梗死、主动脉夹层动脉瘤	左下腹疼痛	肠道疾病（便秘、急性结肠炎、药物性肠炎、溃疡性结肠炎、肠易激综合征、缺血性结肠炎）、左侧尿路结石、女性生殖系统疾病（异位妊娠、卵巢囊肿、子宫附件炎）
右季肋部疼痛、右侧腹部疼痛	阑尾炎、胆石症/胆囊炎、胆管炎、胆囊癌、胆管癌、肝癌、带状疱疹		
左季肋部疼痛、左侧腹部疼痛	急性胰腺炎、慢性胰腺炎、胰腺癌、肠道疾病（克罗恩病、结肠癌、肠易激综合征、缺血性结肠炎）	下腹部疼痛	女性生殖系统疾病、肠道疾病（溃疡性结肠炎、克罗恩病、结肠癌、憩室炎）、泌尿系统疾病（急性膀胱炎、膀胱癌、尿路结石）、腹股沟疝

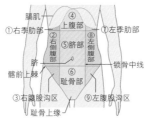

膈肌
④上腹部
①右季肋部
①左季肋部
②右侧腹部
⑤脐部
⑧左侧腹部
脐
锁骨中线
髂前上棘
⑥耻骨部
③右腹股沟区
⑨左腹股沟区
耻骨上缘

要点 注意任何住院患者都可能出现的肠梗阻症状！

提示肠梗阻的诱发因素：①因卧床休息而减少活动；②应用镇静药物；③术后肠道水肿导致肠鸣音减弱；④手术操作导致长时间的肠道暴露；⑤肠道、肠壁有粘连。

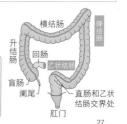

横结肠
升结肠
降结肠
回肠
乙状结肠
盲肠
阑尾
直肠和乙状结肠交界处
肛门

肠梗阻易发生于降结肠及乙状结肠，通常表现为右下腹疼痛。

头痛的评估及处理

考虑可能发生的严重疾病
蛛网膜下腔出血、脑膜炎、脑出血、脑梗死

紧急程度的判断
- 出现库欣反应、意识障碍、进行性运动障碍的情况则立刻紧急呼救（有出现最严重疾病的可能性）
- 排除以上情况后，测量生命体征，同时进行评估

评估

▶ 问诊
  □ 既往史
  □ 有无口服药物
  □ 头痛出现的形式
    （何时开始，频率，扩散，突发性还是慢性）
  □ 疼痛的部位、性质、强度
  □ 前驱症状
    （恶心/呕吐、视野障碍、食欲不振等）
  □ 有无伴随症状
    （心悸、恶心/呕吐、麻木、头晕、发热、视野障碍、食欲不振等）
  □ 有无定向力障碍

▶ 视诊
  □ 运动障碍，姿势异常
  □ 呼吸方式异常
  □ 意识障碍（JCS、GCS）
  □ 瞳孔直径，对光反射
  □ 痉挛

▶ 听诊
  □ 上呼吸道狭窄音

▶ 触诊
  □ 心率加快

▶ 其他
  □ 脑膜刺激征
  □ 颅内压增高的症状

处理

▶ 出现休克征象或库欣反应时
  □ 院内紧急呼救
  □ 开放气道
    （必要时行气管插管）
  □ 确保充足的人员
    （准备抢救车）
  □ 吸氧治疗/人工呼吸
  □ 连接监护仪
  □ 开放静脉通路
    （准备输液）
  □ 记住时间，条件允许时开始进行记录

▶ 查找病因
  □ 增加详细的检查项目
    • 出现库欣反应时，多数情况下需要行紧急CT检查或紧急外科手术治疗

注意：为了防止颅内压增高，重要的是将头部位置抬高5°~30°，并尽量减少刺激。

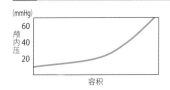

包裹脑和脊髓的硬膜只有很小的伸展性。颅内容量逐渐增加时，最初颅内压增加的程度也很小，然而一旦颅内压开始升高，即使很小的容积增加都可以引起颅内压急剧上升。

要点 库欣反应是急性颅内压增高的表现！

发现库欣反应（脉压增大，心动过缓）需要立刻进行外科处理。

	正常	发病	代偿期	失代偿期		死亡
意识状态		进行性意识障碍 ——————————→				
瞳孔	👁 👁		双侧瞳孔不等大 👁 👁	双侧散大固定 👁 👁		
血压（mmHg） 160 120 80			脉压增大			
脉搏（次/min） 160 120 80			紧张良好	轻度不齐		
呼吸（次/min） 40 20			深呼吸	陈-施呼吸		
体温（℃）		37.0	37.5	38.8	41.0	
		需要紧急外科处理		外科处理无效		

引自：简井三记子：頭蓋内圧亢進症状の理解と看護，達人ナース 30：107，日総研出版，2009.

要点 出现脑膜刺激征（颈强直、克尼格征）时，需怀疑蛛网膜下腔出血或小脑扁桃体疝！

（1）颈强直

将处于仰卧位的患者颈部被动上抬前屈时，出现颈部至背部呈板状上抬，颈部肌肉收缩，伴有头后部疼痛（侧屈、后屈不受限）。

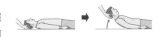

（2）克尼格（Kernig）征

仰卧位将髋关节90°屈曲，随后在固定髋关节位置将下肢伸直上抬时，因下肢肌肉痉挛（挛缩）而引起疼痛，下肢伸展角度不能达到135°以上。

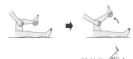

膝关节 45°
髋关节 90° 135°

引自：片贝智恵：代表的な脳·神経機能障害患者の看護，池松裕子（編著）：クリテイカルケア看護Ⅱ―アセスメントと看護ケア．p192，メヂカルフレンド社，2011.

痉挛的评估及处理

考虑可能发生的严重疾病

脑部疾病（头部外伤、脑梗死、脑出血、脑炎、脑水肿、脑膜炎、癫痫）、低氧血症、代谢性疾病（电解质异常、低血糖、尿毒症）、循环系统疾病（病态窦房结综合征、致死性心律失常、阿–斯综合征）、中毒性疾病（酒精、一氧化碳、药物）、小儿疾病（发热性惊厥）

紧急程度的判断

- 出现致死性心律失常或呼吸停止的情况则开始心肺复苏并紧急呼救
- 持续 5 min 以上的痉挛（癫痫持续状态），可能出现呼吸抑制时需紧急呼救
- 排除以上情况后，测量生命体征，同时进行评估

评估

▶ 问诊
- □ 既往史
- □ 有无口服药物
- □ 痉挛的状态
  （从哪里开始，如何扩散，痉挛的种类、持续时间、频率，有无先兆，何时开始以及如何发生）

▶ 视诊
- □ 意识障碍（JCS、GCS），感觉异常，言语障碍
- □ 瞳孔状态，眼球运动
- □ 痉挛时的表现
  - 是否咬伤舌头及口唇
  - 有无发绀
  - 有无流涎，是否吹出泡沫
- □ 呼吸状态
  - 气道是否开放，能否进行通气
- □ 有无痉挛引起的外伤
- □ 有无尿失禁、大便失禁

▶ 听诊
- □ 上呼吸道狭窄音，呼吸音

处理

- □ 痉挛的观察
  - 如果发现有痉挛发生，不要离开现场，并进行观察
- □ 开放气道
- □ 吸氧治疗 / 人工呼吸
- □ 确保充足的人员
  （准备抢救车）
- □ 确保安全，预防跌倒 / 跌落，避免二次损伤
- □ 连接监护仪
- □ 开放静脉通路
  （输液，给予抗惊厥药物）
- □ 记住时间，条件允许时开始进行记录
  - 持续 5 min 以上的痉挛，应根据严重程度进行治疗

注意：尽量减少刺激以防诱发痉挛，痉挛很可能导致脑部缺氧状态。

要点 **了解痉挛的种类并能表达出来！**

痉挛是指由脑神经细胞异常电活动引起的全身性或单侧/局部肌肉非自主性收缩。了解痉挛的种类，并做到能表达出来。

（1）根据肌肉收缩分类

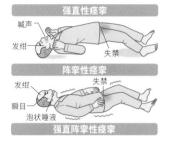

突然失去意识后，由于持续的肌肉收缩，躯干/四肢出现强烈的全身性僵直，背部呈弓状反张

肌肉的收缩和放松交替，屈曲和伸展交替出现

强直性痉挛之后交替性出现阵挛性痉挛

（2）根据范围分类

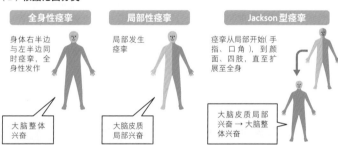

要点 **区分震颤和痉挛！**

震颤和痉挛相似，也会发生"颤动"。震颤是指非自主性的有节律的抖动，其原因有多种。

震颤与痉挛的鉴别

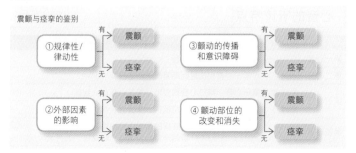

心音听诊的部位

　　将听诊器的膜型面紧贴胸壁，以在肋间滑动的形式按①～⑤的顺序听诊，之后用钟型面在①区听诊第三心音和第四心音。

①主动脉瓣区（胸骨右缘第2肋间）
②肺动脉瓣区（胸骨左缘第2肋间）
③Erb区（胸骨左缘第3肋间）
④三尖瓣区（胸骨左缘第4肋间）
⑤二尖瓣区（左缘第5肋间与锁骨中线的交点）

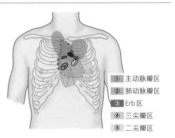

① 主动脉瓣区
② 肺动脉瓣区
③ Erb区
④ 三尖瓣区
⑤ 二尖瓣区

心音的分类

分类	心音		特征/原因
正常心音	第一心音（first sound, S₁）		· 房室瓣（二尖瓣、三尖瓣）的关闭音
	第二心音（second sound, S₂）		· 半月瓣（主动脉瓣、肺动脉瓣）的关闭音
异常心音	第一心音	亢进	· 收缩早期出现，房室瓣狭窄、发热
		减弱	· 收缩早期出现，二尖瓣反流、二尖瓣/三尖瓣关闭不全、肺气肿
	第二心音	亢进	· 收缩末期出现，高血压/肺动脉高压
		减弱	· 收缩末期出现，主动脉/肺动脉狭窄
	第三心音（third sound, S₃）		· 舒张早期出现的心室性低调心音 · 充血性心力衰竭、扩张型心肌病等
	第四心音（fourth sound, S₄）		· 舒张末期（收缩期前）出现的心房性低调心音 · 听到这种心音，提示可能存在心肌肥厚或缺血、充血性心力衰竭等情况

心音的听诊特点

心音		听诊特点
第一心音		音调低钝且较响的声音"love"
第二心音		与第一心音相比短而高调的清晰的声音"dove"
第三心音	生理性	第一心音、第二心音均响，第三心音从低到高
	病理性	第一心音、第二心音均低钝，在心力衰竭时可闻及
第四心音		在心力衰竭、有心脏疾病的患者中可以闻及，称为奔马律（gallop rhythm），听起来像马奔跑时"哒哒哒"的声音

心脏杂音的时相和模式

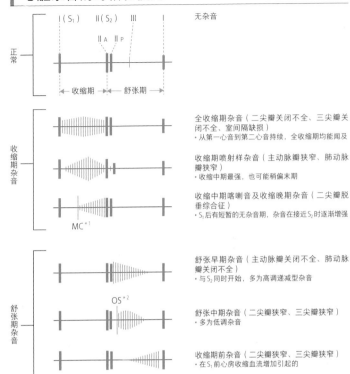

正常 I(S₁) II(S₂) III | 无杂音

IIA IIP

收缩期 舒张期

收缩期杂音

全收缩期杂音（二尖瓣关闭不全、三尖瓣关闭不全、室间隔缺损）
• 从第一心音到第二心音持续，全收缩期均能闻及

收缩期喷射样杂音（主动脉瓣狭窄、肺动脉瓣狭窄）
• 收缩中期最强，也可能稍偏末期

收缩中期喀喇音及收缩晚期杂音（二尖瓣脱垂综合征）
• S₁后有短暂的无杂音期，杂音在接近S₂时逐渐增强

MC*¹

舒张期杂音

舒张早期杂音（主动脉瓣关闭不全、肺动脉瓣关闭不全）
• 与S₂同时开始，多为高调递减型杂音

OS*²

舒张中期杂音（二尖瓣狭窄、三尖瓣狭窄）
• 多为低调杂音

收缩期前杂音（二尖瓣狭窄、三尖瓣狭窄）
• 在S₁前心房收缩血流增加引起的

*1 MC（mid-systolic click）：收缩中期喀喇音。主动脉瓣区和肺动脉瓣区可闻及短而高调的声音。
*2 OS（opening snap）：开瓣音。在S₂后舒张期开始出现的短促的高调音。

引自：工藤二郎：フィジカルイグザミネーション（身体诊查），清村纪子，工藤二郎（编）：根拠と急変対応からみたフィジカルアセスメント．p78，医学書院，2014.

心脏杂音的强度：Levine 6 级分级法

强度	听诊特点
1级	用听诊器几乎听不到
2级	用听诊器可以听到
3级	用听诊器听起来很响
4级	用听诊器听起来很响，听诊器稍离开一些也能听到
5级	用听诊器可以听到最大杂音，但拿开听诊器则不能听到
6级	听诊器离开胸壁也能听到

心电图

基本波形

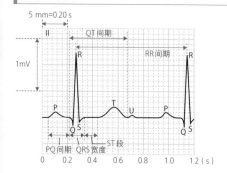

基本波形的标准

波形	正常值	意义
P波	宽度不超过 0.10 s，高度不超过 2.5 mm（在第 II 导联）	心房肌兴奋（收缩）
QRS波群	宽度在 0.10 s 以内，高度不超过 25 mm（在 V₅ 导联）	心室的兴奋（收缩）
T波	宽度在 0.10 ～ 0.25 s，高度变异度较大	心室从兴奋到复极的过程
U波	—	T波后小而平缓的波，成因不明
ST段	宽度在 0.05 ～ 0.15 s	心室兴奋的极期（全部心室肌兴奋的状态）
PQ间期	0.12 ～ 0.20 s	房室兴奋传导时间
QT间期	0.32 ～ 0.44 s	电活动上的心室收缩时间
RR间期	0.75 ～ 1.00 s	每次心搏所需时间

发现心动过速、心动过缓时的处理

心动过速（100次/min以上），心动过缓（50次/min以下）都是基本波形（窦性心律）的形态。可以通过有无P波、P波后有无QRS波群、RR间期是否固定、P波与QRS波群的间隔是否在5个mass（0.20 s）以内来确定。

心动过速（100次/min以上）
确认有无心悸、眩晕等症状，是否出现血压下降。可能存在心房颤动、阵发性室上性心动过速等情况。需要立即向医师汇报。

心动过缓（50次/min以下）
确认有无眩晕、失神发作等症状，是否出现血压下降。可能存在窦性停搏等情况。需要立即向医师汇报。

12导联心电图电极放置位置

四肢导联

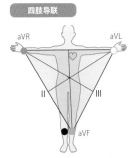

胸部导联

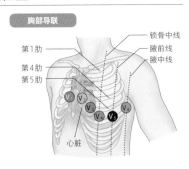

锁骨中线
腋前线
腋中线

第1肋
第4肋
第5肋

心脏

导联	电极颜色	基本放置位置
R	红	右手腕
L	黄	左手腕
F	绿	左踝
RF	黑	右踝
V_1	红	胸骨右缘第4肋间
V_2	黄	胸骨左缘第4肋间
V_3	绿	V_2 与 V_4 连线中点
V_4	棕	左锁骨中线与第5肋间水平线的交点
V_5	黑	V_4 水平线与腋前线交点
V_6	紫	V_4 水平线与腋中线交点

典型的监护仪心电图导联放置方法

NASA 导联

⊕ 探查电极
⊖ 无关电极
● 地电极

可以清晰看到 P 波，体位影响小，干扰较少

CM_5 导联

波形偏大，可以清晰看到 P 波

变形 V_1 导联

可以清晰看到 P 波，容易分辨传导阻滞的情况

CC_5 导联

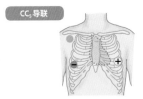

波形偏大，体位影响小

冠状动脉，Swan-Ganz 导管

▶ 冠状动脉的解剖图

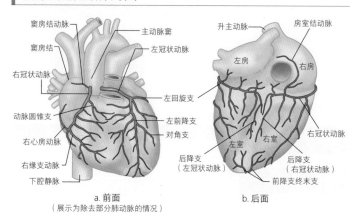

a. 前面
（展示为除去部分肺动脉的情况）

b. 后面

▶ 美国心脏协会（AHA）分段方法

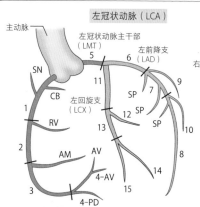

AHA 分段	范围
1	RCA 起始部 ~ RV
2	RV ~ AM
3	AM ~ 4-AV, 4-PD
4	4-AV, 4-PD
6	LAD 起始部 ~ 第 1SP
7	第 1SP ~ D2
8	D2 以下
11	LCX 起始部 ~ OM
13	OM ~ PL, PD

名称	缩写（英文全称）	AHA分段
右冠状动脉	RCA（right coronary artery）	1～4
圆锥支	CB（conus branch）	
窦房结动脉	SN（sinus node artery）	
右室支	RV（right ventricular branch）	
锐缘支	AM（acute marginal branch）	
房室结动脉	AV（A-V node artery）	
4段房室支	4-AV（4-atrioventricular branch）	
4段后降支	4-PD（4-posterior descending branch）	

名称	缩写（英文全称）	AHA分段
左冠状动脉	LCA（left coronary artery）	
左主干	LMT（left main trunk）	5
左前降支	LAD（left anterior descending branch）	6～8
第一对角支	D1（first diagonal branch）	9
第二对角支	D2（second diagonal branch）	10
室间隔穿支	SP（septal perforator branch）	
左回旋支	LCX（left circumflex）	11、13
钝缘支	OM（obtuse marginal branch）	12
后侧支	PL（posterolateral branch）	14
后降支	PD（posterior descending branch）	15

注：表中所示为冠状动脉主要分支的名称及缩写，AHA分段编号及范围。

▶ 使用Swan-Ganz导管进行血流动力学监测

	参考值	意义
右房压（RAP）	平均压：2～8 mmHg	• 由中心静脉压（CVP）反映 • 右室前负荷（循环血量）的指标 　平均压上升：循环血量增加、右心功能不全、心脏压塞 　平均压下降：循环血量减少（出血、脱水、烫伤）
右室压（RVP）	收缩期：15～30 mmHg 舒张期：2～8 mmHg 平均压：2～8 mmHg	• 通常左室压比右室压高 • 收缩期压力上升：肺动脉高压、肺动脉狭窄 • 舒张期压力上升：右心功能不全、心脏压塞
肺动脉压（PAP）	收缩期：15～30 mmHg 舒张期：4～12 mmHg 平均压：10～20 mmHg	• 肺血管阻力，右室后负荷的指标 • 上升：输液过多、肺动脉高压、肺栓塞、左心功能不全 • 下降：循环血量减少
肺动脉楔压（PAWP）	平均压：2～12 mmHg	• 反映左房压，左室舒张末期压力 • 左室前负荷的指标 • 上升：左心功能不全、肺淤血 • 下降：循环血量低
心排血量（CO）	4～8 L/min	• 1分钟内心脏搏出的血液量 • 低下：心肌收缩力下降，循环血量减少，后负荷增大
心指数（CI）	2.5～4.2 L/（min·m²）	• 由于体格等差别导致个体差异较大，考虑身高、体格后得出的数值 • 低下：心肌收缩力下降，循环血量减少，后负荷增大
混合静脉血氧饱和度（SvO₂）	75%左右	• 肺动脉血氧饱和度 • 体内氧气供需平衡的指标 • 低下：心搏出量下降、贫血、低氧血症、发热、痉挛

▶ 呼吸音的分类

呼吸音					
正常			异常		
肺泡呼吸音	气管呼吸音	支气管呼吸音	呼吸音减弱/消失	呼气时间延长	异常支气管呼吸音
与肺接触的大部分胸壁在吸气相可以听到的柔和的声音	在颈部气管处闻及的较为粗糙的声音，呼气音比吸气音响强	在较粗的气道上方或气管周围闻及的呼吸音。与肺泡呼吸音相比音响更强、音调更高，呼气相持续时间长	肺泡呼吸音减弱或消失的情况。双侧出现时考虑慢性阻塞性肺疾病（COPD）、单侧出现时考虑胸腔积液、气胸、肺不张等情况	常见于COPD或支气管哮喘发作等疾病，由呼吸时小气道闭塞造成的呼气时间延长的情况	原本应当闻及肺泡呼吸音的部位（如胸壁等）听到支气管呼吸音，可能存在使肺内声音传导性变好的肺实变或肺炎等病变

▶ 附加音（异常呼吸音）的分类

附加音		名称	声音的性质	原因
连续性附加音（啰音）	高调	哨笛音（whistle）	xiu—xiu—,pi—pi—	支气管哮喘、心力衰竭、COPD、支气管痉挛
	低调	鼾音（rhonchi）	gu—gu—,bo—bo—	支气管炎、肺炎（存在分泌物）
断续性附加音（啰音）	粗糙的	水泡音（coarse crackle）	bucibuci	支气管扩张、肺水肿（充血性心力衰竭）
	细小的	捻发音（fine crackle）	belibeli, paqipaqi,pucipuci	间质性肺炎、肺纤维化
非肺源性附加音		胸膜摩擦音	声音的特征不能统一（giugiu）	胸膜炎

▶ 附加音（异常呼吸音）的听诊图示

鼾音低调连续性附加音	哨笛音高调连续性附加音	水泡音粗糙断续性附加音	捻发音细小断续性附加音
声音的图示			

注：线的长度表示声音的长度，线的粗细表示声音的强度。倾斜度代表声音的音调，向右上升代表吸气，向右下降代表呼气。波浪线和线条上方的小圆圈代表声音的性质。

引自：山内丰明：フィジカルアセスメントガイドブック 第2版。p84，医学書院，2011.

- 从听诊呼吸音的过程中可以获得很多信息。培养听诊能力时，努力听到多种声音并仔细分辨声音的种类是非常重要的。
- 用听诊所获得的信息推断出特定的原因，并确定治疗方法。由于听诊的呼吸音与病因并非一对一的关系，需要结合其他的信息综合考虑。

呼吸频率、深度的异常

分类	状态	呼吸的图示	可疑的疾病/状态
正常	频率：14~20次/分 1次换气量：500 mL 节律规则	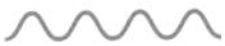	
呼吸增快	频率：24次/分以上 深度：无变化	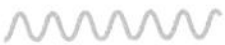	肺炎、肺纤维化、发热
呼吸减慢	频率：12次/分以下 深度：无变化	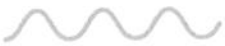	颅内压升高、麻醉中、脑卒中
深度呼吸	频率：增加 深度：增加	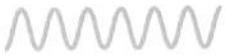	呼吸窘迫综合征、通气过度综合征、肺血栓栓塞症
浮浅呼吸	频率：减少 深度：减少		濒死期（死亡前期）
过度换气	频率：无变化（原则上） 深度：增加	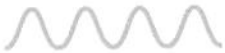	通气过度综合征、神经症、烟雾病
低通气 （浅呼吸）	频率：无变化（原则上） 深度：减少	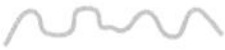	呼吸肌麻痹
呼吸暂停	安静呼吸时一段时间内呼吸暂停的状态	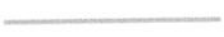	睡眠呼吸暂停综合征

呼吸节律的异常

分类	状态	呼吸的图示	可疑的疾病/状态
库斯莫尔 （Kussmaul） 呼吸	缓慢、深长、粗糙且有规律的呼吸	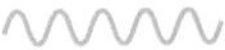	糖尿病酮症酸中毒、尿毒症
陈-施 （Cheyne-Stokes）呼吸	以呼吸暂停（数秒至数十秒）→过度换气→低通气→呼吸暂停的形式重复	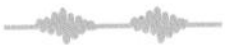	心力衰竭、尿毒症、脑出血、脑肿瘤、濒死期（死亡前期）
比奥（Biol） 呼吸	呼吸深度没有异常，在一阵急促呼吸后出现一段呼吸暂停	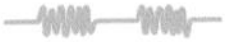	脑肿瘤、脑挫裂伤、脑膜炎、脑炎

要点 确定出现节律异常时的处理

- 如果能够确定出现了节律异常，那么可能出现了新的问题。虽然产生这些问题的原因多种多样，无法立即做出准确的判断，但为了避免进展为重症，我们需要进行进一步的鉴别。可以联系能够立即做出判断的工作人员。

报警原因及处理方法

报警	原因	处理方法
气道压力下限	·连接不良（回路） ·呼吸阀门故障 ·套囊漏气、破损 ·呼吸做功下降	·将回路各连接处断开或松动的位置接紧 ·若回路存在破损则更换新的回路 ·确认集水器或湿化瓶是否存在破损 ·确认气管插管套囊是否泄漏
气道压力上限	·回路闭塞 ·痰液堵塞管路	·如果存在回路闭塞，则根据原因进行相应的处置 ·如果存在气道内分泌物，则进行吸引
PEEP/CPAP 压力下限	·连接不良（回路） ·回路泄漏 ·气管插管脱出	·如果存在回路闭塞，则根据原因进行相应的处置 ·如果不能辨别原因，则更换为手控呼吸 ·如果是患者肺部的问题，则改变设定参数
呼吸次数上限	·患者的呼吸频率高于设定频率 ·自主呼吸增加	·根据呼吸频率增加的原因进行相应处理 ·如果有必要限制呼吸负荷，则探讨是否增加镇静药物剂量 ·变更呼吸机设定参数等
无呼吸	·自主呼吸减少，停止 ·回路断开	·分析原因并立刻对应处理 ·由于患者的呼吸次数减少，所以要去除造成呼吸抑制的因素（减小镇静药物剂量），或者增加呼吸机的辅助
低单次通气量 （低分钟通气量）	·肺顺应性下降 ·气道阻力上升 ·过度镇静 ·呼吸肌功能下降 ·自主呼吸消失	·分析原因并立刻对应处理 ·由于患者的呼吸次数减少，所以要去除造成呼吸抑制的因素（减小镇静药物剂量），或者增加呼吸机的辅助

注意点 不能仅把消除警报作为唯一的目的！

- 首先要评估患者的状况，调查呼吸机报警的原因，在完成相应处理之后再关闭警报，这是基本的原则。

▶ 警报响起时的处理

1 首先，确认患者的状态（胸廓运动等），查看是否存在回路断开、回路内存水、回路弯折等情况。

2 如果处理后警报仍持续存在，暂时将呼吸机与患者断开，使用 Jackson-Rees 回路等进行手控通气。此时切勿关闭电源。

3 将呼吸机与模肺连接。

4 检查患者的心率、血压、SpO₂。确认患者是否有疼痛不适等自觉症状（浅镇静条件下）。
※ 如果存在异常则立刻呼叫他人，进行紧急处理。

5 如果不存在异常情况，则从呼吸机上寻找报警原因。呼吸机回路或监测用管线是否存在破损，回路是否扭曲或松动，是否存在因体位改变而造成的弯折或者闭塞，回路内是否异常存水，集水器位置是否低于患者位置导致杯口朝向下方等均须确认。

6 待将回路扭曲位置捋顺等相应处理完成后，再消除报警音（不进行重置）。

7 处理完毕，离开患者身边前，再次观察患者胸廓起伏等情况，确认患者状态是否稳定。同时确认气道内压力、换气量等是否与设定相符。

8 确认患者的自觉症状以及是否存在疼痛，评价处理是否得当。

▶ 呼吸机的适应证（下方左侧表格），初始设定范例（下方右侧表格）

绝对适应证：①肺泡通气不足

（1）呼吸暂停
（2）$PaCO_2$ > 55 mmHg（纠正慢性高碳酸血症）
（3）紧急的低通气状态
　　$PaCO_2$ 升高
　　肺活量（VC）< 15 mL/kg
　　生理无效腔（VD）/潮气量（VT）> 0.6

绝对适应证：②动脉血氧合不充分

（1）发绀（$FiO_2 \geqslant 0.6$ 条件下）
（2）pH < 7.30
（3）PaO_2 < 70 mmHg（$FiO_2 \geqslant 0.6$ 条件下）
（4）其他提示氧合不良的指标
　　肺泡–动脉血氧分压差（$P_{A-a}DO_2$）> 300 mmHg（FiO_2=1.0）
　　肺内分流量（Qs/Qt）>（15% ~ 20%）

相对适应证

· 维持通气模式和功能：颅内高压、循环衰竭等
· 减少呼吸做功：慢性呼吸衰竭、循环衰竭等

吸入氧浓度（FiO_2）	1.0
呼气末正压（PEEP）	3 ~ 5 cmH₂O
通气模式	惯用的模式
· 潮气量	6 ~ 8 mL/kg
· 呼吸气时间比（I/E比）	1 : 2 ~ 1 : 3
· 吸气流速	30(~ 70) L/min
· 流速波形	矩形波，衰减波
· 呼吸频率	12(10 ~ 20)次/分（机械频率）
压力支持（PS）	10 cmH₂O
※ 必要时触发	
· 压力触发	−1 ~ −2 cmH₂O
· 流速触发	根据呼吸机种类设定存在差异（基准：−3 L/min 左右）

人工呼吸机 2

通气模式

通气模式 特征	容量控制通气（VCV）	压力控制通气（PCV）
	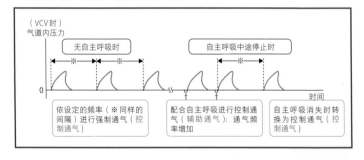	
设置	潮气量	气道峰压
其他设置	吸气流速	吸气时间
优点	即使气道顺应性或气道阻力发生改变，仍可维持一定的潮气量供应	与气道顺应性或气道阻力变化无关，维持一定的气道峰压
缺点	气道峰压随气道顺应性或气道阻力的变化而改变	潮气量随气道顺应性或气道阻力的变化而改变

通气模式

※下述（1）～（4）为容量控制通气(VCV)时的波形。

（1）持续控制通气（continuous mandatory ventilation，CMV）

　　所有通气均为机械控制的通气模式。无自主呼吸（呼吸暂停）时依设定通气条件进行通气（控制通气）。自主呼吸存在的情况下，探知［触发（图中的↑）］自主呼吸并进行通气（辅助通气）。两者组合形成辅助/控制通气（assist/control，A/C），在自主呼吸消失时自动转换为控制通气。

（VCV时）
气道内压力

无自主呼吸时　　　　　　　　　　自主呼吸中途停止时

0　　　　　　　　　　　　　　　　　　　　　　　　　　　　　　时间

依设定的频率（※同样的间隔）进行强制通气（控制通气）

配合自主呼吸进行控制通气（辅助通气）：通气频率增加

自主呼吸消失时转换为控制通气（控制通气）

（2）同步间歇指令通气（synchronized intermittent mandatory ventilation，SIMV）

　　SIMV 为自主呼吸和控制通气（设定的频率）混合的一种通气模式，与自主呼吸（吸气做功）同步进行气体输送。自主呼吸停止时，依设定的控制通气频率进行通气。呼吸机脱机（weaning）时应用。

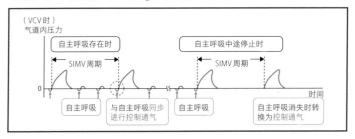

（3）压力支持通气（pressure support ventilation，PSV）

　　自主呼吸存在时应用的通气模式。当自主呼吸（吸气做功）触发时，通过维持设定的吸气压力（气道内压力）来完成通气。PSV 模式下潮气量、吸气流量、吸气时间会因患者的吸气做功或体位变化而发生变化。换言之，潮气量依患者的自主呼吸强度变化。当自主呼吸停止时，自动转换为控制通气（备用通气）。

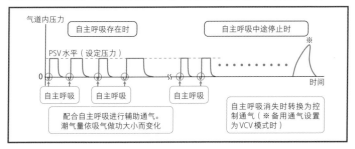

（4）SIMV + PSV

　　PSV 与控制通气混合的通气模式，用于通气频率可以维持但每分钟通气量不足的情况。

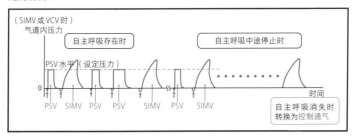

▶ 吸氧的适应证

（1）低氧血症

- 动脉血氧分压（ PaO_2 ）为 60 mmHg 及以下的情况。
- 动脉血氧饱和度（ SaO_2 ）为 90% 以下的情况。

（2）其他

- 休克状态、重度贫血、一氧化碳中毒等组织供氧受损的情况。

▶ 氧气流量、吸入氧浓度的参考值

吸氧工具	氧流量（L/min）		吸入氧浓度（%）
鼻导管	1		24
	2		28
	3		32
	4		36
	5		40
	6		44
简易氧气面罩	5 ~ 6		40
	6 ~ 7		50
	7 ~ 8		60
文丘里面罩	蓝	4	24
	黄	4	28
	白	6	31
	绿	8	35
	粉	8	40
	橙	10	50
带有雾化器的吸氧装置	至少需要 5 L/min		
储氧面罩	6		60 以上
	7		70 以上
	8		80 以上
	9		90 以上
	10		91 以上

要点 实施吸氧疗法时的关注点

- 吸氧过程中，特别是高浓度吸氧时可能会导致干燥。需要了解口腔内黏膜和痰液的性状，必要时予以湿化。

氧气瓶剩余量快速查询表（以500 L容量氧气瓶为例）

压力显示值 MPa	5	6	7	8	9	10	11	12	13	14
kgf/cm²	50	60	70	80	90	100	110	120	130	140
氧流量 (L/min)										
0.5	4小时30分	5小时20分	6小时20分	7小时10分	8小时	9小时	9小时50分	10小时50分	11小时40分	12小时40分
1	2小时10分	2小时40分	3小时10分	3小时30分	4小时	4小时30分	4小时50分	5小时20分	5小时50分	6小时20分
2	1小时8分	1小时21分	1小时35分	1小时40分	2小时	2小时10分	2小时20分	2小时40分	2小时50分	3小时10分
3	45分	54分	1小时3分	1小时12分	1小时21分	1小时30分	1小时39分	1小时40分	1小时50分	2小时
4	34分	40分	47分	54分	1小时1分	1小时8分	1小时14分	1小时21分	1小时28分	1小时35分
5	27分	32分	38分	43分	48分	54分	59分	1小时5分	1小时10分	1小时16分
6		27分	31分	36分	40分	45分	49分	54分	58分	1小时3分
7			27分	31分	34分	38分	42分	46分	50分	54分
8				27分	30分	34分	37分	40分	44分	47分
9					27分	30分	33分	36分	39分	42分
10						27分	29分	32分	35分	38分

可以使用时间
46～59分
30～45分
不足30分（不可使用，更换氧气瓶）

※表示氧流量的数值，1小时40分以上含去小数点后数值，1小时40分以下去掉小数点后数值。

注意点 使用氧气瓶时应注意的事项

- "设定了流量但没有拧开瓶栓" "没有注意到什么时候瓶内剩余量没有了" 等意外是很常见的。由于没有报警装置，医疗工作者需要反复确认。

血气分析，酸碱平衡

动脉血气的基准值

项目	正常值
pH	7.35 ~ 7.45
PaO_2（动脉血氧分压）	80 ~ 100 mmHg
$PaCO_2$（动脉血二氧化碳分压）	36 ~ 44 mmHg
HCO_3^-（碳酸氢根离子）	22 ~ 26 mEq/L（22 ~ 26 mmol/L）
SaO_2（动脉血氧饱和度）	96% ~ 99%
BE（碱剩余）	− 2.2 ~ + 2.2 mEq/L（− 2.2 ~ + 2.2 mmol/L）
HbO_2（氧合血红蛋白）	95% ~ 98%
Na^+	135 ~ 149 mEq/L（135 ~ 149 mmol/L）
K^+	3.6 ~ 5.0 mEq/L（3.6 ~ 5.0 mmol/L）
阴离子隙	12 mEq/L（12 mmol/L）
乳酸	0.8 ~ 1.2 mmol/L
血糖	70 ~ 110 mg/dL

酸中毒和碱中毒的分类和原因

分类	主要症状	可能的原因
代谢性酸中毒	Kussmaul 呼吸、意识障碍、嗜睡等	乳酸酸中毒、休克、糖尿病、肾功能不全、饥饿、快速输注果糖、甲醇中毒、水杨酸中毒等
呼吸性酸中毒	意识障碍（二氧化碳麻醉）、心动过缓、低血压等	中枢性呼吸抑制（脑血管损伤、脑外伤、麻醉药物、镇静药物）、COPD、哮喘发作、重症肌无力、肺水肿等
代谢性碱中毒	心律失常、意识障碍、痉挛、低钙血症等	大量呕吐胃液或胃内容物被持续吸引、腹泻、肾脏排酸增加、碳酸氢钠给药过量、血液制品输注过多等
呼吸性碱中毒	四肢麻木、手足搐搦、意识障碍等	通气过度综合征（焦虑、兴奋等原因）、肺水肿、支气管哮喘、呼吸中枢（中枢神经系统）受损等

酸碱平衡紊乱的临床分类

	一过性变化		代偿	代谢性变化	
代谢性 酸中毒	pH ↓ ←	$\dfrac{HCO_3^- ↓}{PaCO_2}$	呼吸性	pH ↓↑ ←	$\dfrac{HCO_3^- ↓}{PaCO_2 ↓}$
代谢性 碱中毒	pH ↑ ←	$\dfrac{HCO_3^- ↑}{PaCO_2}$	呼吸性	pH ↑↓ ←	$\dfrac{HCO_3^- ↑}{PaCO_2 ↑}$
呼吸性 酸中毒	pH ↓ ←	$\dfrac{HCO_3^-}{PaCO_2 ↑}$	代谢性	pH ↓↑ ←	$\dfrac{HCO_3^- ↑}{PaCO_2 ↑}$
呼吸性 碱中毒	pH ↑ ←	$\dfrac{HCO_3^-}{PaCO_2 ↓}$	代谢性	pH ↑↓ ←	$\dfrac{HCO_3^- ↓}{PaCO_2 ↓}$

↑及↓: 一过性变化, ↑及↓: 代谢性变化。
HCO_3^-: 肾脏调节, 代谢异常时发生变化。
$PaCO_2$: 呼吸调节, 呼吸异常时发生变化。
引自: O' Callaghan CA, 飯野靖彦 (訳): 一目でわかる腎臓 第2版. p52, メディカル サイエンス インターナショナル, 2007.

酸碱平衡紊乱的简易诊断方法

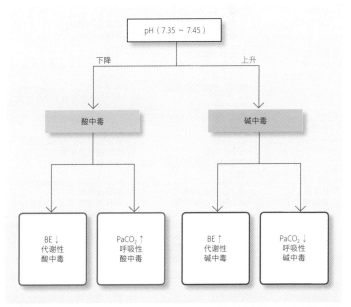

引自: 中西一浩, 小川龍: 代謝·栄養に関する管理の基礎知識, 早川弘一他 (編): ICU· CCU看護. p211, 医学書院, 2013.

电解质异常、微量元素缺乏的症状

▶ 电解质异常

异常	症状	机制/疾病
高钠血症 血清钠 150 mEq/L 以上	· 口渴 · 皮肤松弛 · 疲倦、昏迷、嗜睡 · 严重时出现烦躁不安、痉挛、昏迷等	· 水分丢失（发热、烫伤等） · 经肾水分丢失增加（尿崩症等） · 下丘脑损伤（口渴感减少等） · 钠过量（输液不当） · 钠潴留（原发性醛固酮增多症、库欣氏综合征等）
低钠血症 血清钠 134 mEq/L 以下	· 120 mEq/L 以下：食欲不振、恶心、呕吐，性格改变等 · 110 mEq/L 以下：痉挛、嗜睡、谵妄状态、昏迷等	· 抗利尿激素分泌异常综合征（与渗透压水平无关的抗利尿激素持续性分泌） · 水的摄入量超过肾脏可以排出的自由水量 · 水在肾小管的透过度增加
高钾血症 血清钾 5.0 mEq/L 以上	· 肌力下降、麻痹 · 心律不齐、心电图示T波高尖 · 恶心、呕吐，腹泻 · 严重时出现致死性心律失常	· 细胞内钾离子外移（急性酸中毒） · 肾脏排钾障碍 · 钾摄入过多
低钾血症 血清钾 3.5 mEq/L 以下	· 肌无力、肌麻痹 · 心电图示T波低平 · 多尿、多饮 · 便秘、麻痹性肠梗阻	· 钾摄入不足 · 细胞外钾离子内移（代谢性碱中毒） · 钾排出增加（长期应用利尿剂、盐皮质激素分泌过多等）
高钙血症 血清钙 10.5 mg/dL 以上	· 恶心、呕吐，食欲低下 · 头痛、易怒 · 肌力下降 · 多尿、多饮 · 严重时出现意识障碍（嗜睡、昏迷）	· 与恶性肿瘤伴发的甲状旁腺激素分泌 · 原发性甲状旁腺功能亢进症 · 结节病等肉芽肿 · 维生素D制剂
低钙血症 血清钙 8.5 mg/dL 以下	· 强直、手足搐搦 · 低血压、心律失常 · 感觉异常、情绪不稳定 · Chvostek征（译者注：面神经叩击试验阳性）和Trousseau征（译者注：束臂加压试验阳性）的有无对于判断严重程度很有意义	· 钙摄入不足 · 甲状腺激素缺乏或功能障碍（甲状旁腺功能减退） · 维生素D功能低下（紫外线照射不足引起的维生素D不足）
高镁血症 血清镁 2.4 mEq/L 以上	· 恶心、呕吐 · 心动过缓、低血压 · 呼吸窘迫、反射减弱 · 严重时出现呼吸抑制、昏迷、心搏骤停	· 肾功能不全引起镁排出障碍 · 肾上腺皮质功能减退症（如Addison病）引起的糖皮质激素分泌减少，导致镁排出障碍 · 镁剂给药过量

异常	症状	机制/疾病
低镁血症 血清镁 1.8 mEq/L 以下	• 食欲不振、恶心、呕吐 • 嗜睡、虚弱 • 人格改变 • 强直、震颤、肌肉收缩	• 肾重吸收障碍导致的镁排出增加 • 肠切除、饥饿等导致的镁吸收减少 • 袢利尿剂等引起的经肾的二次损失
高磷血症 血清磷 4.3 mg/dL 以上（成人） 7 mg/dL 以上（儿童）	• 多数没有症状 • 伴低钙血症时表现为痉挛或强直等神经肌肉症状	• 维生素 D 摄入过多导致小肠磷吸收增加，促进骨盐释放 • 甲状腺激素、甲状旁腺激素导致磷的重吸收 • 低钙血症的影响（成反比）
低磷血症 血清磷 2.3 mg/dL 以下	• 肌力下降、肌萎缩、震颤 • 感觉异常等	• 维生素 D 缺乏引起的磷吸收、骨盐释放障碍 • 甲状旁腺功能亢进抑制磷重吸收 • 慢性腹泻（磷吸收障碍）

要点 ▶ 电解质异常的处理要点

- 由于电解质异常也可能影响体液状态，需要与脱水相鉴别，同时观察肾功能、心肺功能的状态也十分重要。
- 由于高钾血症可能引起致死性心律失常，需要进行心电图监护观察，以便尽早发现异常表现。

▶ 微量元素缺乏的症状

名称	缺乏症状
锌（Zn）	• 生长发育障碍，免疫功能低下，性腺的发育不良、功能低下，皮炎，慢性腹泻，低蛋白血症，味觉障碍
铜（Cu）	• 贫血、白细胞减少、骨骼变化
锰（Mn）	• 生长抑制、骨骼形成异常、凝血功能异常、生殖功能障碍、共济失调、脂类和糖类代谢异常
碘（I）	• 甲状腺肿大或甲状腺功能低下
硒（Se）	• 肌肉痛、心肌病
铬（Cr）	• 糖耐量异常、生长发育障碍、蛋白质代谢异常

糖尿病

▌三大并发症

(1) 糖尿病肾病

针对糖尿病病史较长（5年以上）的患者，如果在其尿液中检测到微量白蛋白，则考虑糖尿病肾病的可能。应指导患者合理控制血压及血糖（ HbA1c低于7% ）并且定期接受血液检查。

(2) 糖尿病视网膜病变

糖尿病患者若存在以下自觉症状，则考虑存在糖尿病视网膜病变：①未到眼科就诊并且数年未经治疗；②可以看到像小虫子一样的东西（飞蚊症），视物时眼前仿佛有黑色窗帘遮挡（玻璃体积血）等。作为预防，应指导患者合理控制血糖并且定期接受眼底检查。

(3) 糖尿病神经病变

糖尿病患者若存在以下症状，则考虑存在糖尿病神经病变：①双侧脚趾、足底出现麻木、疼痛、感觉减退、感觉异常中任意一种自觉症状；②双侧跟腱反射减退、消失；③双侧内踝振动觉降低。治疗上以控制血糖、疼痛管理、改善代谢等对症治疗为中心展开。

▌糖尿病性昏迷

	糖尿病酮症酸中毒	糖尿病高渗性昏迷
年龄	• 年轻患者居多	• 老年患者居多
疾病分型	• 1型糖尿病患者居多 • 2型糖尿病患者也会出现	• 2型糖尿病患者居多 • 轻度的糖尿病也会引起
诱因	• 自行停用或减量使用胰岛素、感染、暴饮暴食、胃肠道功能障碍、应激反应等	• 心血管功能障碍、脱水、感染、输注高热量液体、药物影响等
症状	• 疲倦、低血压、脱水、意识障碍、Kussmaul 呼吸、呼气有丙酮气味	• 意识障碍、严重脱水、痉挛、麻痹等神经症状
血糖值	• 多数情况下在 500 mg/dL 以上	• 多数情况下在 800 mg/dL 以上
尿酮体	• 强阳性	• 正常~弱阳性
动脉血 pH值	• 偏酸性	• 正常

▶ 低血糖

（1）症状

交感神经症状 　血糖值从正常范围迅速下降导致的症状	・无力感、冷汗、烦躁不安、心悸、手指震颤、面色苍白等
中枢神经症状 　血糖值降低至 50 mg/dL 时出现的症状，反映中枢神经系统能量不足的状况	・头痛、视物模糊、饥饿、困倦、打哈欠 ・血糖值低于 50 mg/dL 时出现意识水平下降、行为异常、痉挛等症状，直至陷入昏迷

注意点 注意无症状性低血糖的发生
....
- 自主神经功能障碍导致无法出现交感神经症状，或者反复出现低血糖的情况时，需要注意可能会出现无症状性低血糖。

（2）应对措施（血糖值低于 70 mg/dL 或者出现低血糖症状时）

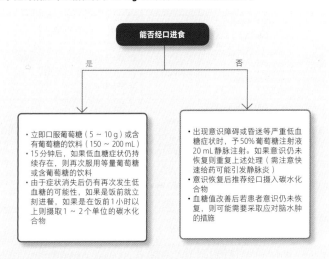

注意：由于每个人发生低血糖的原因不同，重要的是找出病因并尽量防止复发。

糖尿病治疗药物

▶ 胰岛素制剂（按作用时间分类）

均为预填充制剂（胰岛素药液与注射器一体化的制剂），3 mL＝含有300单位。

分类	商品名	作用起始时间	最大作用时间	作用持续时间	注射时间
超短效型	NovoRapid FlexTouch（诺和锐）	10～20分钟	1～3小时	3～5小时	进餐前
	NovoRapid InnoLet				
	Humalog pen（优泌乐）	15分钟以内	30分钟～1.5小时		
	Apidra Solostar				
短效型	Novolin R FlexPen（诺和灵R）	约30分钟	1～3小时	约8小时	餐前30分钟
	Humulin R Pen（优泌林R）	30分钟～1小时		5～7小时	
复方溶解	Ryzodeg Flextouch*1	10～20分钟	1～3小时	＞42小时	进餐前每日1～2次
混合型（超短效+中效）	NovoRapid 30/50/70 Mix FlexPen（诺和锐30、50、70）	10～20分钟	1～4小时	约24小时	进餐前
	Humalog Mix 25 Pen（优泌乐25）	15分钟以内	30分钟～6小时	18～24小时	
	Humalog Mix 50 Pen（优泌乐50）		30分钟～4小时		
混合型（短效+中效）	Novolin 30R FlexPen（诺和灵30R）	约30分钟	2～8小时	约24小时	餐前30分钟
	InnoLet 30R				
	Humulin 3/7 Pen（优泌林3/7）	30分钟～1小时	2～12小时	18～24小时	
中效型	Novolin N FlexPen（诺和灵N）	约1.5小时	4～12小时	约24小时	每日1～2次固定时间
	Humalog N Pen	30分钟～1小时	2～6小时	18～24小时	
	Humulin N Pen（优泌林N）	1～3小时	8～10小时		
长效型	Levemir FlexPen（诺和平）	约1小时	3～14小时	约24小时	每日1次固定时间
	Levemir InnoLet				
	Tresiba FlexTouch（诺和达）	不适用（稳态）	没有明显高峰	＞42小时	
	Lantus XR SoloStar*2			约24小时	
	Insulin glargine BS Pen（礼来）（甘精胰岛素）*3	1～2小时			
	Lantus Solostar（来得时）				

*1 Tresiba 7：NovoRapid占30％的配比制剂。
*2 此胰岛素是唯一的1.5mL：450单位的制剂，由于它与其他的胰岛素浓度不同，不可从注射器中取出使用（作用时间较Lantus相对稳定）。
*3 Lantus的生物制剂（生物后续药品）。

（参考：日本糖尿病学会胰岛素清单）

GLP-1受体激动剂

GLP-1受体激动剂将下消化道分泌的胰高血糖素样肽-1（GLP-1）制剂化的注射药物。GLP-1在血糖升高时分泌，促进胰腺β细胞分泌胰岛素。此外，它还具有抑制胰高血糖素分泌、抑制胃排空、抑制食欲等多种作用。

通用名	商品名	用法	用量	最大用量
利拉鲁肽	Victoza®（诺和力）皮下注射液18 mg	每日1次早上或者晚上使用	1次0.9 mg 从每日1次0.3 mg开始，至少间隔1周增加0.3 mg	0.9 mg/d
艾塞那肽	Byetta®（百泌达）皮下注射液5 μg Pen 300	每日2次早晚餐前60分钟以内使用	1次5 μg 从开始给药后观察1个月以上，可以增加药量至1次10 μg，每日2次	20 μg/d
	Byetta®（百泌达）皮下注射液10 μg Pen 300			
	Bydureon®（百达扬）皮下注射用2 mg	每周1次	1次2 mg	2 mg/周
利西拉肽	Lyxumia®（利时敏）皮下注射液300 μg	每日1次早餐前60分钟以内使用	1次20 μg 从每日1次10 μg开始，至少间隔1周增加5 μg	20 μg/d
度拉糖肽	Trulicity®（度拉鲁肽）皮下注射液0.75 mg Ateos®	每周1次	1次0.75 mg	0.75 mg/周

要点 不良反应及处理

- 患者在使用GLP-1受体激动剂初期容易出现便秘、腹泻、胃部不适等消化系统症状。为避免消化系统症状的发生，宜从小剂量开始给药，逐渐增加用药量。
- 单独用药不易造成低血糖或体重增加，但多药联用可使低血糖发生率增高。
- 虽然很少见，但是有引发急性胰腺炎的可能性。既往有胰腺炎病史的患者用药需谨慎。

主要的客观营养指标

▶ 营养治疗的适应证

（1）经口摄入量不能满足必要营养量的患者。

（2）预计经口摄入量不足的患者（意识障碍，进食、吞咽障碍等）。

（3）营养不良的患者，或此风险很高的患者（体重减轻10%或以上，标准体重的80%或以下，血清白蛋白3.0 mg/dL或以下，淋巴细胞总数为1200个/μL或以下等）。

▶ 通过体格检查判断营养状态

（1）成人营养状态的评估

项目	缩写	计算公式，测定方法	评价
体重指数	BMI	$\dfrac{\text{体重（kg）}}{[\text{身高（m）}]^2}$	消瘦：$BMI < 18.5 \ kg/m^2$ 标准：$18.5 \ kg/m^2 \leqslant BMI < 25 \ kg/m^2$ 肥胖：$BMI \geqslant 25 \ kg/m^2$
%理想体重	%IBW	$\dfrac{\text{测定时体重（kg）}}{[\text{身高（m）}]^2 \times 22}$	营养不良 轻度：80%～90% 中度：70%～79% 重度：70%以下
体重减少率	%LBW	$\dfrac{（\text{原体重}-\text{测定时体重}）}{\text{原体重}} \times 100$	一周内2%以上或一个月内5%以上的体重减轻→有意义的变化
三头肌皮褶厚度（身体脂肪量的指标）	TSF（cm）	应用卡钳（皮下脂肪厚度计）进行测定	※以日本人的新体格检查标准值（JARD）2001中平均值的90%以上为标准 <u>脂肪减少率</u> 轻度：80%～90% 中度：60%～80% 重度：60%以下
上臂肌围（肌肉蛋白量的指标）	AMC（cm）	上臂周径※（cm）－π×TSF(cm) ※实测值	以JARD2001中平均值的90%以上为标准 <u>肌肉蛋白量消耗</u> 轻度：80%～90% 中度：60%～80% 重度：60%以下
上臂肌肉面积（肌肉蛋白量的指标）	AMA（cm²）	［上臂肌围（cm）］²÷4π	依性别及年龄不同而有所差异，参照JARD2001的标准值

（2）儿童营养状态的评估

指数	目标儿童	计算公式	评价
考普（Kaup）指数	婴幼儿	体重（g）÷[身高（cm）]^2×10 或者 体重（kg）÷[身高（m）]^2	13以下：极度消瘦 15 ~ 19：标准 22以上：过度肥胖
劳雷尔（Rohrer）指数	儿童	体重（kg）÷[身高（cm）]^3×10^7	100以下：极度消瘦 115 ~ 145：标准 160以上：过度肥胖

> **要点** 儿童营养状态评估时的注意事项

- Kaup指数的评价标准应根据成长阶段进行相应调整（3个月 ~ 1岁：正常值为16 ~ 18；1 ~ 2岁：正常值为15 ~ 17；3 ~ 5岁：正常值为14.5 ~ 16.5）。
- 上述指标不能用于评价与同年龄组体格检查标准值有太大差异的儿童，对此类儿童可以应用成长曲线等方法进行评价。

▌通过生化指标检查判断营养状态

项目	缩写	参考值	半衰期	评价
白蛋白	Alb	3.8 ~ 5.2 g/dL	14 ~ 21 d	营养不良 轻度：3.0 ~ 3.5 g/dL 中度：2.1 ~ 2.9 g/dL 重度：低于2.1 g/dL
前白蛋白（甲状腺素转运蛋白）	PA(TTR)	21 ~ 43 mg/dL	2 d	营养不良 轻度：10 ~ 15 mg/dL 中度：5 ~ 9 g/dL 重度：低于5 g/dL
视黄醇结合蛋白	RBP	男性：3.4 ~ 7.7 mg/dL 女性：2.2 ~ 6.0 mg/dL	0.5 d	在作为营养指标的蛋白质中，半衰期最短且敏感。肾衰竭患者的数值升高
转铁蛋白	Tf	男性：190 ~ 300 mg/dL 女性：200 ~ 340 mg/dL	7 ~ 10 d	营养不良 轻度：150 ~ 200 mg/dL 中度：100 ~ 149 mg/dL 重度：低于100 mg/dL
总胆固醇	T-cho	130 ~ 220 mg/dL	9 d	营养不良时为120 mg/dL以下。每日变化较小，不易受透析影响
胆碱酯酶	ChE	200 ~ 450 U/L	—	营养不良时降低，是反映肝脏蛋白合成的指标
总淋巴细胞计数	TLC	> 2 000个/μL	—	营养不良 中度：800 ~ 1 200个/μL 重度：低于800个/μL
锌	Zn	70 ~ 110 μg/dL	—	低于70μg/dL时考虑生理活性物质的功能低下

营养管理及肠内营养制剂的选择

▶ 营养治疗方法的选择

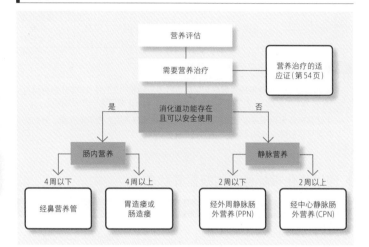

▶ 根据经鼻营养管前端位置确定给药方式

特征	留置部位	胃（幽门前）	空肠（幽门后）
营养剂	种类	半消化态营养剂、消化态营养剂、成分营养剂均可适用	
	浓度	1.0 ~ 2.0 kcal/mL	
	渗透压	可以给予高渗透压营养剂 ※ 但是仅限没有腹泻的情况下	≤ 300 mOsm/L （不使用泵的情况下）
给药量		每次给药量可达 300 ~ 400 mL ※ 但是仅限没有腹泻的情况下	缓慢少量给予 开始给药时，原则上需使用肠内营养泵
给药速度		可分阶段增加至 300 mL /h	≤ 100 mL/h ※ 缓慢增加
优点 / 缺点		·置入营养管较为容易 ·单次给药量多 ·经胃消化，有杀菌作用 ·不易引起腹泻 ·易引起胃食管反流，有发生吸入性肺炎的风险（与管口尺寸成比例增加：推荐10 Fr或更低）	·不易引起胃食管反流 ·置入营养管较困难 ·要满足必要的能量需长时间持续给药 ·易引起腹泻 ·易引起倾倒综合征（冷汗、心悸、头晕、恶心、腹痛、腹泻等）

特征 \ 留置部位		胃（幽门前）	空肠（幽门后）
护理的重点	插入时	• 多数成年人管道插入深度达50 cm，即可到达胃部 • 确认气过水声，回抽胃内容物（胃液），行X线检查确认营养管前端位置	• X线透视下插入 • 插入时应用的造影剂容易引起腹泻
	管理	• 使用胶布固定时注意鼻翼部可能发生压疮 • 确认营养管的位置，确保营养管留置位置没有移动 • 给药前必须确认气过水声（听诊器置于上腹部，向管内快速注入10～20 mL空气同时听到"咕噜"声，并确认双下肺没有气泡音），但仅用此方法发生误判的情况也较多，因此推荐确认能否回抽出胃内容物（胃液） • 给药时、给药后60 min（最少30 min）内保持床头摇高30°	 • 给药过程中也可以进行体位引流 • 由于营养剂流速较慢，每隔3～4 h注入20 mL清水，以防止管道堵塞

▶ 肠内营养剂

（1）分类

	半消化态营养剂	消化态营养剂	成分营养剂
氮来源	蛋白质	氨基酸或短肽	仅有合成氨基酸
特征	• 需要保证消化道功能正常 • 基本可以满足患者对5大营养素和膳食纤维等必需营养物质的需求	• 吸收所需的能量很低，即使消化和吸收功能降低，也可以使用	• 很容易经消化道吸收 • 脂肪含量极低，长期给药需要静脉注射脂肪乳剂

（2）代表药

成分 \ 种类	规格		能量（kcal）	蛋白质（g）	脂类（g）	膳食纤维（g）	水分（g）	钠（mg）
半消化态（标准）	RACOL ® NF	200 mL	100	4.4	2.2	—	85	74
	Ensure Liquid ®	250 mL	100	3.5	3.5	—	85.2	80
	Meibalance ® HP1.0	200 mL	100	5	2.5	1.2	84.3	110
半消化态（高浓度）	Enevo ®	250 mL	120	5.4	3.8	1.9	81	92
	Ensure ®H	250 mL	150	5.3	5.3	—	77.6	120
	テルミール®mini	125 mL	160	5.8	6	0.5	75	80
	テルモール®2.0 α	200 mL	200	7.3	7.5	0.3	70	100
消化态	Peptamen ®AF	200 mL	150	9.5	6.6	—	77.5	120
	Twinline ®NF	400 mL	100	4.1	2.8	—	85	69
成分营养	Elental ®	1袋1.0 kcal 300 mL	100	4.4	0.2	—	—	87

注：各成分为每100 mL的含量。

进食、吞咽功能的评估与训练

进食、吞咽功能评估（5期模式）

	前期	准备期	口腔期	咽期	食管期
	识别食物，并送入口腔	将食物送入口腔并通过咀嚼形成食物团块	用舌将食物团块从口腔送入咽部送入食道	通过吞咽反射将食物团块从咽部送入食道	食物团块从食道送入胃内
各期的障碍	不能识别食物，不能控制向口腔内送入食物的节奏或每口食物的量，不能向口腔送入食物，维持姿势有困难	不能闭住口唇，造成流涎和食物溢出。由于舌头和颊部肌肉的运动障碍导致食物团块形成困难	由于舌或口腔周围肌肉运动障碍，不能将食物团块从口腔送入咽部	吞咽反射不完全或反射速度迟缓，导致吞咽时机错误而引起误吸或咽部食物残留	因胃食管反流引起呕吐

在床旁可以进行的进食、吞咽功能筛查试验

反复唾液吞咽试验（RSST）	目的	观察在随意吞咽运动中吞咽反射的启动能力
	方法	以食指和中指置于患者甲状软骨处，计算30 s内吞咽动作的次数
	判定	30 s内3次以下者存在异常
改良饮水试验（MWST）	目的	使用液体评估患者吞咽功能
	方法	嘱患者吞咽3 mL凉水。可以的话咽下后再要求患者空咽2次。得分在4分以上者，最多可以重复试验2次，取得分较低的一次做判定
	判定	1分：无吞咽反射，出现呛咳和（或）呼吸急促；2分：有吞咽，呼吸急促；3分：有吞咽，呼吸良好，出现呛咳和（或）声音嘶哑；4分：有吞咽，呼吸良好，没有呛咳；5分：在4分标准基础上能够完成30 s内2次空吞咽
食物测试（FT）	目的	使用食物评估患者吞咽功能
	方法	嘱患者吞咽1份测试用食物（约4 g），通常为布丁或果冻
	判定	1分：无吞咽反射，出现呛咳和（或）呼吸急促；2分：有吞咽，呼吸急促；3分：有吞咽，呼吸良好，出现呛咳和（或）声音嘶哑，口腔内有中等程度的食物残留；4分：有吞咽，呼吸良好，没有呛咳，口腔内几乎没有食物残留；5分：在4分标准基础上能够完成30 s内2次空吞咽
颈部听诊音	目的	通过听诊判断有无误吸或咽部食物残留，筛查吞咽功能障碍
	方法	在颈部听诊吞咽时咽部发出的吞咽音以及吞咽前后的呼吸音

进食、吞咽功能康复性训练

根据功能障碍程度选择基础训练（间接训练）和进食训练（直接训练）的比重和内容。

（1）基础训练（间接训练）： 不使用食物对吞咽相关器官进行刺激及运动的训练

吞咽体操 目的：预防肌肉萎缩和训练吞咽相关肌肉。

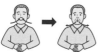

①深呼吸（重复数次）　②深呼吸同时转动颈部　③深呼吸同时颈部向两侧倾斜　④肩部上下运动

⑤双手上举，轻轻延伸背部　⑥交替进行鼓腮和吸腮（重复2～3次）　⑦用舌碰触左右口角及上下唇（重复2～3次）

⑧用力吸气并屏住，默数3个数后吐气　⑨缓慢说出"啪啪啪""啦啦啦""咔咔咔"　⑩深呼吸（重复数次）

啪啪啪

张口训练 目的：锻炼喉部上抬功能。

张口至最大程度并保持10 s。此为1次训练，5次为1组，每日进行2组训练。

冰刺激（ice-massage） 目的：诱发吞咽反射，冷觉刺激。

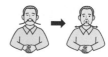

用大棉签蘸取冰水，刺激软腭及咽部（特别是腭舌弓）2～3次后，立即嘱患者吞咽。

（2）进食训练（直接训练）： 使用实际食物的训练

食物调整	根据患者进食、吞咽功能障碍程度调整食物的物理特性（硬度、附着性、凝聚性）和形态，预防咽部残留或误吸，如黏稠食物或果冻质地的食物等
一口量调整	调整一口量，以进行安全有效的进食训练和进食辅助。一口量以装满一小勺为宜，尽量不要盛过多的食物。同时需要注意向口中运送食物的节奏
低头吞咽	为防止或减轻误吸，采取颈部前屈位（下颌向下的姿势）。这样可以预防和减少食物在咽部残留
重复吞咽	每次吞咽食物后进行数次空吞咽，以减少咽部残留，防止吞咽后的误吸

便的性状

性状	正常	异常
形状	固态，软	球样便（兔子粪便）、硬便、软便、泥状便、水样便等
量	100 ~ 250 g/d	因食物、纤维性食物的摄入，腹泻、便秘等情况而变化
次数	每日1 ~ 3次	便秘：排便次数减少至数日1次，因排便间隔不规律导致便的水分含量减少的状态 腹泻：便的水分含量增加，排泄出的是液态或半流质的大便
pH	6.9 ~ 7.2	腹泻便因含有消化酶而偏碱性
颜色	黄褐色	血便、鲜血便、柏油样便、灰白色便、黄土色便

布里斯托大便分类法（Bristol stool scale）

分类	特征	
1.硬球样便	坚果样硬球形固态便，或者像兔子的粪便	
2.硬便	短香肠样的块状便（块便）	
3.偏硬便	表面有裂纹的香肠样便	
4.普通便	状如表面光滑柔软的香肠，或者像蛇样盘曲	
5.软便	有明确边界，水分较多的半固态软便	
6.泥状便	边界不清，柔软无特定形状的小片状便，泥状、粥状便	
7.水样便	无固态内容物的液态便	

注：布里斯托大便分类法可作为客观判断便的性状的指标，并可依据其进行排便的调整。

▶ 腹泻的分类

分类			原因
急性腹泻	突然发病的腹泻	感染性	副溶血性弧菌、沙门氏菌、诺如病毒、轮状病毒、弯曲杆菌、葡萄球菌等
		非感染性	暴饮暴食、急性胰腺炎、心力衰竭、缺血性肠炎、药物性（抗肿瘤药、抗菌药、洋地黄）、感冒等
慢性腹泻	持续4周以上的腹泻	感染性	获得性免疫缺陷综合征（AIDS）、阿米巴痢疾、肠结核等
		非感染性	慢性胰腺炎、炎症性肠病（溃疡性结肠炎、克罗恩病）、乳糖不耐受症、肠易激综合征等

▶ 便秘的分类

分类		原因	特征
功能性便秘	弛缓性便秘	肠道整体弛缓所导致的蠕动减少 • 疾病性（糖尿病、甲状腺功能低下、帕金森病、抑郁症等） • 药物性（麻醉药、抗抑郁药、抗胆碱能药及相关的药物不良反应等） • 膳食纤维摄取不足或缺乏运动导致肠蠕动减少	硬便，腹部胀满
	直肠性便秘	抑制便意（生活节奏紊乱、肛门疼痛等）导致直肠充盈，直肠的感受性及收缩性下降、直肠变形或盆底位置异常（直肠肿瘤、直肠受压、会阴下垂）	排便困难感，排便不净感，大便次数增加
	痉挛性便秘	副交感神经过度兴奋（应激、自主神经功能紊乱）导致结肠痉挛性收缩，大便停滞	硬球样便，腹泻与便秘交替
器质性便秘		由肠道的器质性病变引起的便秘	

▶ 慢性便秘的分类

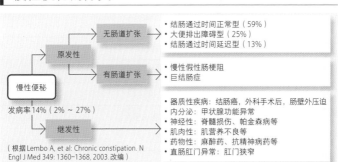

（根据Lembo A, et al: Chronic constipation. N Engl J Med 349: 1360-1368, 2003.改编）

造口

▶ 造口袋的更换

（1）必要物品

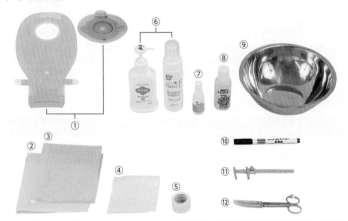

①造口袋；②防水垫巾；③塑料袋；④无纺布纱布；⑤医用胶布；⑥皮肤清洗剂（肥皂、浴液等）；⑦粘胶去除剂；⑧皮肤保护剂（手工成型皮肤保护剂、粉状皮肤保护剂等）；⑨洗脸盆；⑩油性笔；⑪游标卡尺；⑫剪刀。另外，还有个人防护用具（手套、围裙），温水。

（2）步骤

1	准备必要物品，洗手后戴好个人防护用具。
2	嘱患者坐位或仰卧位，露出腹部。
3	使用防水垫巾和塑料袋保护周围，防止衣物被污染。
4	使用粘胶去除剂将造口袋取下。
5	观察造口、造口周围皮肤及剥离下来的面板。
6	使用皮肤清洗剂清洗造口周围皮肤，拭干水分。
7	使用游标卡尺测量造口大小。
8	根据造口大小在面板上做标记，用剪刀剪去多余部分。
9	必要时使用皮肤保护剂。
10	安装造口袋。

- 观察造口及造口周围皮肤，排泄物的性状和量，面板有无溶解、浸润。确定更换造口袋的日期。
- 评估患者出院后的自理情况和生活情况，考虑适当的造口袋装置和护理方法。

造口的主要并发症

种类	原因	处理方法
造口坏死	• 血流障碍（肠系膜血管的过度处理，牵拉的肠管过度伸展、紧张，全身性循环功能衰竭等）	• 在局部坏死的情况下，进行随访观察 • 如果坏死延伸到腹腔内，则重新造口
造口水肿	• 肠系膜静脉回流障碍	• 由于其易出血，需要小心护理
造口出血	• 肿瘤性病变、溃疡性病变、造口袋损伤、皮肤黏膜移行处新生肉芽组织出血	• 压迫止血、结扎止血等 • 针对出血原因进行处理，使用有止血功能的伤口敷料，喷洒粉状皮肤保护剂等
造口黏膜皮肤分离	• 黏膜血流障碍、肠道和皮肤的缝合部位存在张力、营养不良等原因导致肠道断端与皮肤脱离	• 对伤口进行清洁，使用粉状皮肤保护剂或伤口敷料，使伤口处的粪便污染最小化
发红、糜烂	• 面板造口孔过大、造口袋更换时间过长导致排泄物附着 • 造口位置偏低，褶皱和压痕处有排泄物进入	• 将面板剪裁至合适大小 • 使用凸面造口袋 • 使用手工成型的皮肤保护剂来去除皱纹和凹痕 • 在糜烂部位撒上粉状皮肤保护剂

尿

▶ 尿的性状及颜色

（1）性状

	正常	异常		异常的原因、疾病
量	1 000 ~ 1 500 mL/d	无尿	100 mL/d以下	• 肾前性：出血、腹泻、休克等导致的肾血流减少 • 肾性：肾小球肾炎、肾病综合征等 • 肾后性：结石、肿瘤等导致的尿路梗阻
		少尿	500 mL/d以下	
		多尿	3 000 mL/d以上	• 水分摄入增加，水分排泄减少，肾功能不全
次数	每日5 ~ 6次	尿频	每日10次以上	• 多尿、下尿路炎症、膀胱结石、膀胱肿瘤、逼尿肌过度活跃、心因性
比重	1.010 ~ 1.025	高比重	1.025以上	• 脱水（腹泻、呕吐、发热性疾病）、糖尿病、肾病综合征
		低比重	1.010以下	• 水分摄入过多、肾功能衰竭、肾盂肾炎、利尿剂作用、尿崩症
pH	4.8 ~ 7.5	碱性尿	7.4以上	• 呼吸性、代谢性碱中毒，尿路感染，服用碱性药物或植物性食品
		酸性尿	4.5以下	• 呼吸性、代谢性酸中毒，发热，服用酸性药物，运动后，食用过多肉类
残余尿量	50 mL以下	100 mL以上		• 前列腺肥大、糖尿病或骨盆手术合并的周围神经功能障碍

（2）颜色

正常	异常	异常的原因、疾病	颜色
淡黄色	水样透明（稀释尿）	尿崩症、肾萎缩、糖尿病	
	黄褐色（浓缩尿）	脱水、高热	
	红褐色（血尿）	肾炎、结石、尿路感染、癌症、出血倾向、特发性肾出血、溶血性贫血	
	深黄色（胆红素尿）	肝炎、肝硬化、胆道梗阻	
	乳白色（乳糜尿）	尿路感染、转移癌、丝虫病	

尿失禁的分类

分类	特征	原因	膀胱、尿道的异常
压力性尿失禁	· 在提起重物时，或因咳嗽、打喷嚏等引起腹压升高时，会发生尿液突然漏出 · 多为中年以上女性	· 盆底肌肌力下降 · 尿道括约肌肌力下降 · 高龄 · 分娩 · 肥胖	尿道张力下降
充溢性尿失禁	· 膀胱中聚积的尿液不自主地少量漏出 · 伴有排尿不尽、排尿困难感 · 有排泄障碍的基础疾病	· 骨盆内手术 · 糖尿病引起的周围神经功能障碍 · 前列腺肥大 · 神经源性膀胱炎	· 尿道梗阻、狭窄 · 膀胱收缩功能下降
急迫性尿失禁	· 不能憋尿，漏尿同时伴有强烈尿意 · 多为女性	· 脑血管疾病和脊椎疾病 · 前列腺肥大 · 膀胱结石 · 膀胱炎、前列腺炎 · 上述原因引起的膀胱功能亢进	· 膀胱的不随意收缩
功能性尿失禁	· 因身体活动障碍导致即便感受到尿意也不能去洗手间，或不能识别洗手间，或对排泄行为没有认知等造成的失禁	· 运动障碍 · 沟通困难 · 痴呆症	· 膀胱、尿道的排尿功能正常

血尿分级

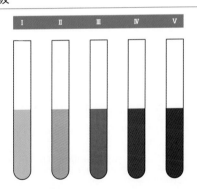

| Ⅰ | Ⅱ | Ⅲ | Ⅳ | Ⅴ |

要点 患者发生血尿时的关注点

· 当发生使肾、输尿管、膀胱、前列腺、尿道出血的疾病时，会出现血尿。血尿的病因多种多样，发生血尿时需要仔细检查原发疾病。

· 当血尿分级数值偏大（特别是Ⅳ、Ⅴ）时，有发生尿潴留的风险，必要时需行膀胱冲洗等处理。

▶ Barthel指数（Barthel index）

评定患者自理能力的简易指数，共10项评价项目，总得分为100分。

进食	10：可独立进食，必要时使用相应工具，可以完成切分食物、添加调味料等动作 5：需要一定程度的辅助，如切分食物等 0：上述以外的情况
轮椅和床之间的移动	15：可以独立完成移动全过程（包括刹车和脚部支撑动作） 10：移动过程的部分阶段需要很少的辅助，或为保证安全而呼叫帮助、需要看护等 5：移动过程中需要极大的帮助 0：上述以外的情况
修饰	5：可以独立完成洗手、洗脸、梳头、刷牙、剃须 0：上述以外的情况
如厕	10：如厕过程（移动至坐便器、穿脱衣服、擦拭、冲水）不需要辅助 5：需要人辅助维持姿势、穿脱衣服、使用厕纸等 0：上述以外的情况
洗澡	5：在无他人帮助的情况下可以顺利完成全部过程（使用浴缸或淋浴均可） 0：上述以外的情况
平地步行	15：在没有辅助或看护的情况下可以独立行走至少45 m（可以使用辅助用具或拐杖，不可使用带有轮子的助行器） 10：在有部分辅助或看护的情况下可以行走至少45 m 5：虽然不能步行，但可以自己控制轮椅前进至少45 m 0：上述以外的情况
上下楼梯	10：在没有辅助或看护的情况下可以安全走上或走下一层台阶（可以借助栏杆或拐杖） 5：需要辅助或看护 0：上述以外的情况
穿衣	10：可以完成所有服装（包括系鞋带和使用拉链）的穿脱（包括治疗用辅助用具的穿脱） 5：虽然需要辅助，但是可以在正常时间内独立完成一半以上 0：上述以外的情况
排便控制	10：可以控制排便行为，没有失败的情况。自己也可以完成坐浴或灌肠 5：有时会失败，或者使用坐浴或灌肠时需要辅助 0：上述以外的情况
排尿控制	10：可以控制排尿行为，必要时可以使用便壶 5：有时会失败，或者在使用便壶等时需要辅助 0：上述以外的情况

注意：Barthel指数是代表性的ADL评价方法，任何职业种类均可使用。得分为满分100分也不能代表该患者可以独立居住。同时，不能明确需要帮助的程度。

引自：Mahoney, F. L, Barthel, D. W.: Functional evaluation: The Barthel Index. Md State Med J 14（2）: 61-65, 1965 饭岛节泽版.

功能独立性评定量表（functional independence measure, FIM）

FIM量表是ADL的评价方法之一，并作为康复治疗统一数据系统中的核心指标。通过观察患者的日常生活，判断"实际的ADL得分"，评价患者的独立程度。

FIM运动项目	
自理能力	
进食	包括咀嚼、吞咽在内的进食动作
修饰	口腔护理、梳头发、洗手、洗脸等
洗浴	洗澡、淋浴过程中清洗颈部以下部分（后背除外）
更衣（上半身）	腰部以上衣服的穿脱或假肢的装卸
更衣（下半身）	腰部以下衣服的穿脱或假肢的装卸
如厕动作	衣服的穿脱、排泄后的清洁、生理用品的使用
排泄控制	
排尿管理	排尿管理，包括器具和药物的使用
排便管理	排便管理，包括器具和药物的使用
转移	
床、椅子、轮椅	各项之间的移动，包括起立动作
厕所	移动至（或离开）坐便器
浴缸、淋浴	向浴缸、淋浴室移动（或离开）
行走	
步行、轮椅	在室内移动，控制轮椅移动
台阶	12 ～ 14级台阶的上下

FIM认知项目	
交流	
理解	对听觉或视觉信息的理解能力
表达	言语或非言语的表达
社会认知	
社会交往	与其他患者、工作人员等之间的交流，适应社会的状况
解决问题	解决日常生活中的问题，适当的判断能力
记忆	记忆日常生活中必要的信息

评价		
独立	7分	完全独立（包含时间、安全性）
	6分	有条件独立（使用辅助工具等）
部分辅助	5分	看护或准备
	4分	最低程度辅助（自身可以完成75%以上）
	3分	中等程度辅助（自身可以完成50%以上）
完全辅助	2分	最大程度辅助（自身可以完成25%以上）
	1分	完全辅助（自身只能完成25%以下）

注意：不同日期或同一天内发生较大差异时，以得分较低者为准。

ADL 分级、判定标准

▶ ADL 分级

项目	内容	辅助级别
在床上的活动度	如何从平躺状态下开始活动，如翻身、从床上坐起、在床上调整身体的位置	0 ~ 6分
转移	从床上如何移动到椅子或轮椅上，或者站起来（向浴缸或坐便器的移动除外）	0 ~ 6分
进食	如何进食和饮水（与是否擅长无关），包括经营养管和经静脉营养	0 ~ 6分
厕所的使用	如何使用厕所（包括便携式厕所、便盆、尿壶），排泄后的处理，更换尿布，人工肛门及造口的管理，衣服的整理（转移过程除外）	0 ~ 6分
	总分	

▶ 评分标准

分数	ADL	内容
0分	独立	不需要帮助、准备、观察，或只需要1 ~ 2次
1分	只需准备	将物品或用具放置到患者手能触及的位置，3次以上
2分	观察	守护、激励、引导3次以上
3分	部分帮助	大部分的动作（50%以上）可以自己完成，需要帮助来完成四肢的活动等不支撑体重（身体）的动作3次以上
4分	大量帮助	动作的大部分（50%以上）可以自己完成，但是需要帮助来完成支撑身体重量（四肢或躯干的重量）的动作3次以上
5分	最大程度帮助	只能完成动作的一小部分（50%以下），需要帮助来完成支撑身体重量的动作3次以上
6分	全面依赖	完整的3天时间内所有方面均需要他人的全面帮助（或者说完全没有自主动作的情况）

判定	得分	23 ~ 24分	11 ~ 22分	0 ~ 10分
	分级	ADL分级3（重度）	ADL分级2（中度）	ADL分级1（轻度）

注意：①该ADL分级用于医疗康复病房。依照对医疗行为的需求程度进行医疗分级以及患者分类，再依照此分类计算医疗报酬。
②包括当日在内的过去3个工作日中，对4个项目（在床上的活动度，转移，进食，厕所的使用）的情况在0 ~ 6分当中选择最贴切的描述，计算总分。新入院（转院）时，以入院（转院）当日的状态进行评价。

▶ 残疾高龄患者日常生活独立性的判断标准

生活自理	J级	存在一些残疾，但日常生活基本可以自理，可以独自外出 　1.利用交通工具外出 　2.可以去临近的地方
准卧床状态	A级	在室内的生活通常可以自理，但没有辅助的情况下不会外出 　1.在辅助下可以外出，白天绝大部分时间不用卧床 　2.外出频率很低，白天有时卧床有时不用卧床
卧床状态	B级	在室内的生活需要一定的辅助，白天大部分时间卧床，但可以维持坐位 　1.不需要辅助也可以移动至轮椅，进食、排泄不在床上完成 　2.移动到轮椅的过程需要辅助
	C级	全天卧床，排泄、进食、更衣均需要辅助 　1.自己可以完成翻身动作 　2.自己不能完成翻身动作

注意：①判定时依据白天的状态进行评估。
　　　②使用辅助装置或者自助装置不影响评价。

▶ 患有痴呆症的高龄患者日常生活独立性的判断标准

分级	判断标准
I	有一定程度的痴呆症，但在家庭及社会日常生活中基本能够自理
II	有一定程度的干扰日常生活的症状、行为或沟通困难，但在他人提醒下可以自理
II a	在家庭以外的范围出现上述 II 的情况
II b	在家庭以内的范围出现上述 II 的情况
III	有时出现干扰日常生活的症状、行为或沟通困难，需要他人的看护
III a	主要在白天出现上述 III 的情况
III b	主要在夜间出现上述 III 的情况
IV	频繁出现干扰日常生活的症状、行为或沟通困难，总是需要他人的看护
M	存在严重的精神症状和相关症状或严重的身体疾病，需要专门的医疗护理

注意：①即使没有痴呆症的诊断，在家庭内发现相关症状时也要考虑到情况更为严重。
　　　②由于环境的变化（进入设施内等）可能会造成病情暂时性恶化，以当时的情况作为判断的依据。

癌性疼痛

疼痛评估项目

部位	疼痛的位置	**减轻因素**	使疼痛减轻的因素
程度	疼痛的强度	**药物效果**	对镇痛药的想法，镇痛药的效果、不良反应
性质	钝痛、尖锐痛、刺痛等	**对日常生活的影响**	对睡眠、进食、排泄、清洁等有着怎样的影响
开始	疼痛何时开始		
持续时间及模式	持续多长时间，频率如何	**患者的意愿**	摆脱疼痛后想要如何生活
放散	有无向其他部位放散	**心理、社会和精神方面**	焦虑、恐惧、愤怒、绝望、家庭、经济、工作、生活的意义、痛苦的意义
恶化因素	使疼痛恶化的因素		

疼痛评估量表

（1）数字评分法（numeric rating scale，NRS）

- 简便，可以口头完成评价。
- 不适合难以用数字表达疼痛的患者。

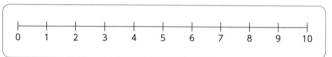

（2）视觉模拟评分法（visual analogue scale，VAS） 10 cm

- 可以进行细致的评价。
- 针对视力和书写动作没有障碍的患者。

不痛　　　　　　　　　　　　　　　　　　　　　　　　　　最痛

（3）面部表情分级评分

- 易于儿童和老年人使用。
- 有人可能反映疼痛以外的情绪。

0　　　　　　2　　　　　　4　　　　　　6　　　　　　8　　　　　　10

▶ 皮节（dermatome）

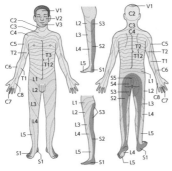

在神经性疼痛的情况下，疼痛沿着神经的分布出现。了解皮节有助于识别疼痛相对应的脊髓部位。

引自：日本缓和医疗学会缓和医疗ガイドライン作成委员会：がん疼痛の薬物疗法に関するガイドライン2014年版.p30，金原出版，2014.

▶ WHO癌痛三阶梯治疗原则

		第3阶梯 中度~重度疼痛
	第2阶梯 轻度~中度疼痛	强阿片类药物 吗啡 羟考酮 芬太尼 丁丙诺啡
	弱阿片类药物 可待因 羟考酮	
第1阶梯 轻度疼痛		

非阿片类药物（对乙酰氨基酚，NSAIDs）± 辅助镇痛药*

*辅助镇痛药：用于治疗非甾体抗炎药（NSAIDs）和吗啡等难以缓解的神经性头痛的药物总称。

▶ 吗啡等效换算表

通用名	商品	换算比率*1	换算量			
吗啡	盐酸吗啡片（mg/d）	1	30	60	90	120
	盐酸吗啡注射液（mg/d）	1/2 ~ 1/3	10	20	30	40
	盐酸吗啡栓剂（mg/d）	2/3	20	40	60	80
羟考酮	奥施康定片（mg/d）	2/3	20	40	60	80
	盐酸羟考酮注射液（mg/d）	*2	15	30	45	60
芬太尼	芬太尼注射液（mg/d）	1/300 ~ 1/100	0.3	0.6	0.9	1.2
	芬太尼透皮贴剂（mg/3 d）	1/100*3	2.1	4.2	6.3	8.4
	枸橼酸芬太尼透皮贴剂（mg/d）	1/100*3	1	2	3	4
可待因	磷酸可待因冲剂/片剂（mg/d）		180			

*1 口服吗啡制剂设定为"1"时的比例。
*2 仅供参考，具体请参照盐酸羟考酮注射液的说明书。
*3 含药量≠每日释放药量，换算时需要注意。

71

1. 斑

主要表现为皮肤颜色变化的平坦病变。

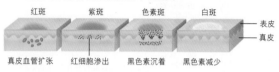

红斑　　紫斑　　色素斑　　白斑　　　　表皮
真皮

真皮血管扩张　　红细胞渗出　　黑色素沉着　　黑色素减少

2. 风团

皮肤的一过性浮肿，在荨麻疹发作时可以见到此类皮疹，数小时内会自然消失。

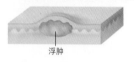

浮肿

3. 丘疹、结节、肿瘤

皮肤的局限性隆起，直径10 mm以下的称为丘疹，大于10 mm的称为结节、肿瘤。

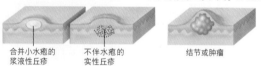

合并小水疱的　　不伴水疱的　　结节或肿瘤
浆液性丘疹　　实性丘疹

4. 水疱、脓疱

水疱指位于表皮内或表皮与真皮交界处的内含透明水样内容物的皮肤隆起。脓疱指内容物含有白血球的水疱、小水疱，呈黄白色状态。

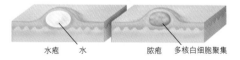

水疱　　水　　　脓疱　　多核白细胞聚集

5. 囊肿

真皮内产生的含有液体或细胞成分等内容物的空洞，有些情况下皮肤表面没有隆起。

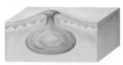

6.糜烂、溃疡、皲裂

糜烂指表皮部分缺损至表皮基底层的状态。溃疡指超过表皮到达真皮或皮下组织的组织缺损。皲裂指皮肤上线状的裂口。

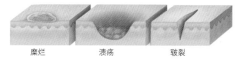

糜烂　　　　　溃疡　　　　　皲裂

7.鳞屑、结痂

角质在皮肤表面异常聚积的状态称为鳞屑。结痂指渗出液、血液等在皮肤表面干结形成的皮损。

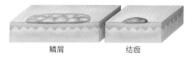

鳞屑　　　　　　结痂

8.胼胝

胼胝指表皮的角质局限性增生、增厚形成的（茧）。

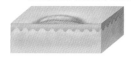

9.脓肿

体内出现的局限性化脓性炎症，因中性粒细胞释放的分解酶作用导致脓肿中心开始溶解并形成充满脓液的空洞，将其切开后可以排出脓液。

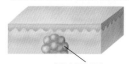

多核白细胞聚集

10.瘢痕、萎缩

瘢痕指到达真皮或皮下组织的组织缺损修复时产生的肉芽组织和表皮形成的皮损。萎缩指皮肤组织退行性变，使细胞数及皮肤组织减少形成的皮损。

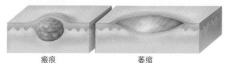

瘢痕　　　　　　萎缩

压疮深度分类

DESIGN-R 深度（2013年）	NPIAP-EPUAP-PPPIA 压疮程度分期
d0 无皮肤损伤、发红	—

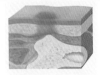

—

疑似DTI*
由压力或剪切力引起的皮下软组织损伤，出现局限性紫色或栗色的皮肤颜色改变或血疱

*DTI：没有发现皮肤发红，或者外观为轻度压疮但实际已发生深部损伤的情况

d1
持续性发红

Ⅰ期
通常发生在骨质突出部分，为不能消退的皮肤发红，不伴有皮肤破损。颜色较深的皮肤通常不能明确判断皮肤发红能否消退，但可以观察是否与周围皮肤的颜色存在差异

d2
到达真皮的损伤

Ⅱ期
不伴有黄色坏死组织（腐肉），创面底部表现为淡红色浅溃疡的真皮部分性缺损。如果水疱表皮没有开放、破损，可见水疱内充满血清

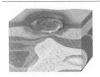

D3
到达皮下组织的损伤

Ⅲ期
全层组织缺损。可以辨认出皮下脂肪，但并未露出骨骼、肌腱、肌肉组织。组织缺损的深度并未到达不能辨别的程度，但表面可能附着腐肉。可能存在潜行和窦道

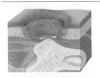

D4
穿透皮下组织的损伤
D5
到达关节腔、体腔的损伤

Ⅳ期
伴有骨骼、肌腱、肌肉暴露的全层组织缺损。创面可能附着腐肉或焦痂（黑色坏死组织）。多伴有潜行和窦道

U
深度不能判断的情况

不可分期
溃疡底部被腐肉（黄色、黄褐色、灰色、绿色或者棕色）和/或焦痂（黄褐色、棕色或者黑色）完全覆盖的全层组织缺损

注：本表将通用的 DESIGN-R 深度描述与 NPIAP-EPUAP-PPPIA 压疮程度分期（深度）进行了分类比较。

▶ DESIGN-R 压疮愈合过程评估量表

评分				关注点
深度（Depth）	以伤口最深处为准，如果创面愈合伤口变浅，则以与之符合的深度进行评估			虽然此项并非与压疮的严重程度相关，但因为很难仅凭外观进行判断，在急性期很难评估，所以该项评分不会加到总分中
d	0	皮肤没有特别损伤或发红	D 3	损伤达皮下组织
	1	皮肤持续发红	4	损伤超过皮下组织
	2	损伤达真皮层	5	损伤达关节腔或体腔
			U	深度无法评估

渗出液（Exudate）				通过每日需要更换敷料的次数进行判断
e	0	无	E	
	1	少量：不需要每日换药	6	需要每日换药2次以上
	3	中度：需要每日换药		

大小（Size）	测量皮肤损伤的面积：[长(cm) × 垂直于长轴的最大距离(cm)]			不是纵向和横向地测量创面，而是计算面积最长径（长）和与其垂直的最长径（宽）的乘积
s	0	无皮肤损伤	S 15	面积 ≥ 100 cm²
	3	面积 < 4 cm²		
	6	4 cm² ≤面积 < 16 cm²		
	8	16 cm² ≤面积 < 36 cm²		
	9	36 cm² ≤面积 < 64 cm²		
	12	64 cm² ≤面积 < 100 cm²		

炎症/感染（Inflammation/Infection）				即使伤口很深，附着坏死组织，也并不一定是发生感染或炎症。局部的感染如果扩散到全身则可能有生命危险
i	0	局部没有炎症表现	I 3	局部有明确的感染表现（炎症表现、脓液、恶臭等）
	1	局部有炎症表现（伤口周围发红、肿胀、发热、疼痛）	9	全身症状（发热等）

肉芽组织（Granulation）				健康肉芽组织呈鲜红色（牛肉色），有适度的湿润度，创面平坦，微小颗粒状。以健康肉芽组织占创面整体的比例进行评估
g	0	由于伤口愈合或创面变浅，难以判断肉芽组织多少	G 4	健康肉芽组织占创面的10%（含）以上，小于50%
	1	健康肉芽组织占创面的90%（含）以上	5	健康肉芽组织占创面的10%以下
	3	健康肉芽组织占创面的50%（含）以上，小于90%	6	没有健康肉芽组织

坏死组织（Necrotic tissue）	当多种坏死组织混杂存在时以较多者为主			即使创面大部分为健康肉芽组织，只要存在少量坏死组织即判定为"存在"。坏死组织的颜色（黑色、黄色、白色等）不纳入评价
n	0	无坏死组织	N 3	存在柔软的坏死组织
			6	存在厚而坚硬、黏附的坏死组织

潜行（Pocket）	每次同一体位，测量潜行全部（包含溃疡面）的面积[长(cm) × 宽(cm)]，再减去溃疡面的大小			由于潜行的大小随体位变化而变化，每次测量均取同一体位。用包含创面的潜行总面积减去创面面积算出大小
p	0	没有潜行	P 6	面积 < 4 cm²
			9	4 cm² ≤面积 < 16 cm²
			12	16 cm² ≤面积 < 36 cm²
			24	面积 ≥ 36 cm²

部位：骶尾部，坐骨部，大转子部，足跟部，其他（　　　　　　　）　　　　合计[3]

*1：皮肤持续发红也可以视作皮肤损伤进行评价。

*2："宽"指与长径垂直的最大径。

*3：深度（Depth：d, D）的得分不计入总分。

烧伤面积的估算

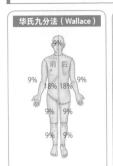

华氏九分法（Wallace）

9%
前 后
9% | 18% | 18% | 9%
9% | 9%
9% | 9%

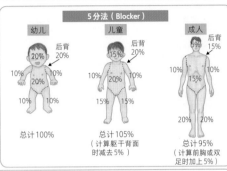

5分法（Blocker）

幼儿
20% 后背20%
10% | 10%
20%
10% | 10%

总计100%

儿童
15% 后背20%
10% | 20% | 10%
15% | 15%

总计105%
（计算躯干背面时减去5%）

成人
5% 后背15%
10% | 15% | 10%
20% | 20%

总计95%
（计算前胸或双足时减去5%）

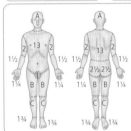

伦德-布劳德（Lund-Browder）公式

依据年龄计算面积

年龄 部位	0岁	1岁	5岁	10岁	15岁	成年人
A：头部的½	9½	8½	6½	5½	4½	3½
B：大腿的½	2¾	3¼	4	4¼	4½	4¾
C：小腿的½	2½	2½	2¾	3	3¼	3½

注意：在局部烧伤面积的估算中，推荐使用将患者手掌面积作为体表面积1%的估算方法（手掌法）。

不同烧伤深度的临床表现、症状、病程、预后以及护理

烧伤深度	深度	临床表现	症状	病程、预后	护理
Ⅰ度 （epidermal burn，EB）	表皮	红斑	疼痛、发热	一周内愈合，不留瘢痕	冷却，使用含类固醇的乳液，使用软膏
浅Ⅱ度 （superficial dermal burn，SDB）	真皮层中间	红斑→水疱 （水疱底部发红）	强烈的疼痛、灼热感	两周内愈合，一般不留瘢痕	根据渗出量选择使用伤口敷料或软膏
深Ⅱ度 （deep dermal burn，DDB）	较真皮层中间更深的部位	红斑→水疱 （水疱底部苍白）	疼痛、感觉麻木	需要一个月才能愈合，常留下瘢痕	使用软膏或通过手术去除结痂，植皮手术
Ⅲ度 （deep burn，DB）	皮下组织	黑色结痂	无痛	形成难治性溃疡，除了极少一部分，基本上不能自然愈合	

▶ 严重程度的评价标准

（1）烧伤指数（burn index，BI）

烧伤指数（BI）= Ⅲ度烧伤面积 + 1/2 × Ⅱ度烧伤面积

烧伤指数 10 ～ 15 为重症，30 以上的死亡率可达约 50%。

编者提示：由于深Ⅱ度和浅Ⅱ度烧伤在治疗预后方面存在巨大差异，临床也可使用如下公式：烧伤指数 = Ⅲ度烧伤面积 + 2/3 深Ⅱ度烧伤面积 + 1/2 浅Ⅱ度烧伤面积。

（2）烧伤预后指数（prognostic burn index，PBI）

烧伤预后指数（PBI）= BI + 年龄

烧伤预后指数 80 ～ 100 为重症烧伤，120 以上考虑致命性烧伤。

▶ Moylan 标准（由 Artz 标准改编）

重度烧伤（需要到综合医院或烧伤中心住院接受治疗）

① Ⅱ度烧伤占 25% 以上（儿童为 20% 以上）
② 面部、手、足的Ⅱ～Ⅲ度烧伤
③ Ⅲ度烧伤占 10% 以上
④ 气道灼伤
⑤ 伴有软组织损伤或骨折
⑥ 电击伤

中度烧伤（需要到普通医院住院接受治疗）

① Ⅱ度烧伤占 15% ～ 25%（儿童为 10% ～ 20%）
② Ⅲ度烧伤占 10% 以下，但面部、手、足的烧伤需除外

轻度烧伤（可以在门诊治疗）

① Ⅱ度烧伤占 15% 以下（儿童为 10% 以下）
② Ⅲ度烧伤占 2% 以下，但面部、手、足的烧伤需除外

要点 烧伤患者护理的重点

· 努力保持湿润的环境，防止伤口表面因干燥而恶化，减轻疼痛和促进伤口愈合。
· 防止外界污染（封闭式换药法）。
· 处理时执行标准预防措施。
· 发现感染时实施感染控制。
· 发现坏死组织时行清创处理。
· 进行康复训练预防肌力下降或肌肉挛缩。
· 需注意患者对身体形象的变化会感到不安，及时给予心理疏导。

注意点 烧伤护理中需要注意的重点内容

· 快速完成处理步骤，注意不要使患者的体温降低。
· 不要忽视与渗出物污染相关的感染迹象。
· 不可忽视植皮部位的制动、维护，并确认植皮的存活情况。

▶ 简易精神状态检查量表（MMSE*）

问题	分数	提问内容	得分
1	5分	今年是哪一年？（1分） 现在是什么季节？（1分） 今天是星期几？（1分） 今天是几月？（1分）几号？（1分）	
2	5分	这里是哪个省？（1分） 这里是哪个市？（1分） 这家医院的名字叫什么？（1分） 这里是几层楼？（1分） 这里是什么地方？（1分）	
3	3分 （答对1项得1分）	检查者说出互无关联的三个物品，每个间隔1秒，之后嘱患者复述（例：樱花、猫、电车） 反复测试直至患者可以复述全部三个物品（最多6次）	
4	5分 （答对1项得1分）	嘱患者计算100减去7，连续减5次 或者请患者倒序复述 "fu ji no ya ma"	
5	3分 （答对1项得1分）	请患者重复第3题中的三个物品	
6	2分	（出示手表的同时提问）这是什么东西？ （出示铅笔的同时提问）这是什么东西？	
7	1分	嘱患者复述以下文字 "大家一起合力拉动绳子"	
8	3分	（向患者做出三个阶段的动作指示） "请用右手拿起这张纸" "请将这张纸对折" "请将这张纸交给我"	
9	1分	（阅读以下文字并完成相应动作） "请举起右手"	
10	1分	（口头要求患者） "请写下一句话"	
11	1分	"请按照下图画出同样的形状" 	

* 为 Mini Mental State Examination 的缩写。

注意：①量表总分30分，得分在23分以下者有患痴呆症的可能性，但不能作为明确诊断。
　　　②有时会发生因听力障碍不能听清问题，或者配合度低导致得分较低的情况。

改良长谷川式简易认知功能评价量表 (HDS-R*)

问	提问内容（得分标准）		得分
1	您今年多大年纪？（2年以内的误差视为正确）		0 1
2	今天是哪年哪月的哪日？ 星期几？ （年、月、日和星期的答案每对1项得1分）	年 月 日 星期	0 1 0 1 0 1 0 1
3	我们现在是在什么地方？ （主动回答得2分。5秒后，能够从"是家里吗？""是医院吗？""是医疗机构吗？"当中做出正确选择则得1分）		0 1 2
4	请复述以下三个词，这三个词之后我还会问您，请您认真记住 （选择以下两组中的一组，并在选用的一组上用○标注） 1.(a) 樱花（b）猫（c）电车 2.(a) 梅花（b）狗（c）汽车		0 1 0 1 0 1
5	用100连续减7，依次说出答案 （用"100减7是多少？""然后再减7是多少？"的方式提问。如果第一个答案不正确，则中止）	93 86	0 1 0 1
6	请倒着说出我所说的数字 （依次说出6-8-2，3-5-2-9，如果3个数字倒着说错则中止）	2-8-6 9-2-5-3	0 1 0 1
7	请您试说出我之前告诉您的那三个词 （主动回答得2分，如果不能主动回答，那么经以下提示后答对得1分） （a）植物（b）动物（c）交通工具		a:0 1 2 b:0 1 2 c:0 1 2
8	现在我将向您展示五件物品，在我将物品收起后请您告诉我都有什么物品 （手表、钥匙、香烟、钢笔、硬币等互相没有任何关联的物品）		0 1 2 3 4 5
9	请您说出您知道的所有蔬菜的名称 （在右侧空白栏中记录患者所说的蔬菜名称，如果回答的中途发生停顿，在等待约10秒后仍不能继续作答则中止） 0～5种 = 0分，6种 = 1分，7种 = 2分，8种 = 3分，9种 = 4分，10种 = 5分		0 1 2 3 4 5
		合计得分	

* 为 Hasegawa Dementia Scale-Revised 的缩写。

注意：①量表总分30分，得分在20分以下者有患痴呆症的可能性，但不作为明确诊断。
　　　②有时会发生因听力障碍不能听清问题，或者配合度低导致得分较低的情况。

引自：加藤伸司ほか：改訂長谷川式簡易知能評価スケール（HDS-R）の作成. 老年精神医学雑誌2，1991.

抑郁症　DSM-5 诊断标准的症状列表

1	情绪低落（包括儿童和青少年的易怒）
2	对活动的兴趣和乐趣下降
3	体重明显变化（1个月内变化超过5%），食欲减退或增加
4	失眠或睡眠过多
5	精神运动性激越或迟滞
6	疲倦或缺乏精力
7	自我评价过低，过分的不恰当的内疚
8	思维能力和专注力下降，犹豫不决
9	反复出现对死亡的思考，反复出现自杀的想法，或者企图自杀

引自：日本精神神经学会（日本語版用語監修），高橋三郎，大野 裕（監訳）: DSM-5 精神疾患の診断・統計マニュアル．pp160-161，医学書院，2014より．

抑郁症的诊断标准：在上述9个症状当中，"基本上全天""基本上每天""连续两周出现"的症状在5个以上，并且症状至少包括"情绪低落""对活动的兴趣和乐趣下降"中的一种；此外，诊断的另一个条件是这些症状导致重要生活领域的功能障碍，并且不是由药物的生理作用或其他疾病所引起的。

癌症患者的适应障碍、抑郁症的筛查方法

(1) 请将这一周当中痛苦情绪的平均程度在温度计中用〇标出最合适的数字。

(2) 这种痛苦的情绪对你这一周的生活产生了多大的障碍？

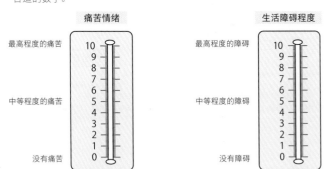

临界值：痛苦情绪4分以上，以及痛苦情绪对生活产生的障碍3分以上。

引自：清水　研，浅井真理子，中野智仁他：造血幹細胞移植を受ける血液がん患者に対する精神症状スクリーニング．総合病院精神医学20: 124，日本総合病院精神医学会，2008.

焦虑分级

等级	临床表现
轻度	与日常生活的紧张程度有关。变得小心、谨慎，视觉、听觉和理解力均较之前更为敏锐。这种焦虑激发了学习的动力，促进了个人的成长和想象力
中度	只关注当前的事情，对其他事物漠不关心。视觉、听觉和理解力均下降。有时会粗心大意，但决定去做时可以更加用心
重度	感觉方面的功能严重低下。只能在非常细节的方面集中精力，对于其他事物完全不考虑。所有的行为均是为获得心理上的安心感而实施的。需要很强的支持才能将精力放到其他领域
恐慌	恐惧，担忧，与恐惧相伴随的联想。此时细节的平衡均被打破，没有抑制力，即使接到命令也不能付诸行动。肌肉运动增加，感觉被扭曲，造成功能的丧失

引自：青木典子：不安，野嶋佐由美，南裕子（監）：ナースによる心のケアハンドブック—現象の理解と介入方法．p23，照林社，2000.

根据焦虑程度进行护理

恐慌的情况	・减少刺激，提供安静而安全的环境 ・考虑给予抗焦虑药、镇静药等 ・不责备患者的言行，尊重、保护患者 ・同时应考虑安抚家属的紧张情绪
重度的情况	・不要求患者进行判断或选择 ・不过多地询问患者，为患者的日常生活做好准备 ・倾听患者的抱怨，理解患者的感受 ・使患者身心舒适，如保证舒适的体位等 ・考虑抗焦虑药、镇静药使用的必要性 ・提供刺激较少的使人安心的环境
中度的情况	・在产生障碍的日常生活中提供帮助 ・鼓励患者将与焦虑相关的情绪语言化 ・根据患者的焦虑状态和兴趣提供并指导放松方法 ・向患者传达医务人员所见的患者的反应和行为 ・与患者讨论焦虑的原因 ・与患者讨论如何应对目前的焦虑 ・与患者共同设定解决问题的目标以应对焦虑 ・评估应对方法是否有效，以便将来使用
轻度的情况	・支持患者将自己的问题视为可以解决的情况，并评价可以完成的部分 ・鼓励患者将情绪语言化

引自：高橋恵子：健康障害と起こりうる問題—不安，董間真美（編）：パーフェクト臨床実習ガイド精神看護 第2版．p290，照林社，2015.

谵妄的筛查方法（DST*）

A. 意识、觉醒、环境识别水平

现实感觉

无法区分梦境与现实，将事物混淆。例如，将垃圾箱看成卫生间，将床褥或输液瓶看成其他东西，或者将天花板上的污点看成虫子

①有 ②无

活动减少

与之交流没有任何反应，对对话或者人与人之间的交流表现得很怕麻烦，或者故意避开他人的视线。乍看起来像是"抑郁状态"

①有 ②无

兴奋

十分兴奋不能平静，出现焦虑的表情。患者可能将输液针拔出来，或者因兴奋而出现暴力的行为。有时需要给予镇静措施

①有 ②无

情绪波动

突然想要流泪，突然想要发怒，突然容易焦虑。或者说，实际上已出现哭泣或愤怒的情况等，有情绪不稳定的表现

①有 ②无

睡眠-觉醒的节律

由白天嗜睡和夜间睡眠障碍等原因导致的昼夜颠倒，或者整天处于明显的嗜睡状态，甚至在与他人交谈时也昏昏欲睡

①有 ②无

妄想

最近新出现的妄想（对错误的想法深信不疑的状态）。例如，诉说家属或看护人员欺侮自己，医生会杀掉自己等

①有 ②无

幻觉

出现幻觉。听到现实中不存在的声音，看到不存在的事物，抱怨现实中不存在的不愉快的味道或臭味（嘴里一直发苦、发涩，有难闻的臭味等），说有虫子在身体里爬等

B. 认知的变化

定向力障碍

定向力（对于时间、地点、人物等的认知）出现障碍。例如在白天认为是在黑夜，在医院认为是在自己家里等，不能确定自己位置，以及出现将护士认作自己的孙子等不能区分身边人的情况

①有 ②无

记忆障碍

最近突然开始的记忆障碍。例如，不能回忆过去做过的事情，或者忘记刚刚发生的事情等

①有 ②无

C. 症状的变化

当前精神症状的发作模式

目前的精神症状是数天或数周前突然开始的，或者突然发生改变

①有 ②无

症状的变化性

目前的精神症状在一天当中也会有时出现有时消失。例如，白天没有精神症状或者异常行为，而在傍晚到夜间加重

①有 ②无

检查方法
（1）首先，关于"A.意识、觉醒、环境识别水平"从上至下按"①有②无"对应所有项目进行评估。
（2）其次，如果在A列中至少一项为"①有"，则评估"B.认知的变化"的所有项目。
（3）接下来，如果在B列中至少一项为"①有"，则评估"C.症状的变化"的所有项目。
（4）如果"C.症状变化"中任一项目为"有"则考虑"存在谵妄的可能性"，立即请精神科会诊。

注意：此方法的应用，需要问诊患者或者阅读病历、看护记录，并且了解家属提供的信息，将所有信息综合后进行全面评估。由于谵妄的症状在同一天当中也会发生变化，DST要至少追溯24小时的情况进行评估。

• 为 Delirium Screening Tool 的缩写。
引自：町田いづみ：せん妄スクリーニング（DST），保坂隆（監修）：在院日数短縮化をめざして．pp73-76，星和書店，2002.

- 确认是否确实存在谵妄，或者在患者的意识水平发生明显变化时，首先使用DST进行评估。
- 引入DST评价方法时，先在病房内组织学习会，尽可能让更多的工作人员一起评估。
- 评估方法并不是对患者进行提问，而是通过常规护理观察患者的反应。

谵妄、痴呆症、抑郁症的比较

	谵妄	痴呆症	抑郁症
发病模式	急性、突然加重（以小时、日为单位，常为夜间发作）	隐蔽而缓慢（以数月或数年为单位）	亚急性（以周或月为单位）
一日中的变化（症状改变）	有（在短时间内波动，波动增加，夜间加剧）	无	早晨或傍晚（通常为早晨）更为严重
患病时间（持续时间）	变化大（以数日或数周为单位）	慢性进行性（以月或年为单位）	2周到半年时间，为慢性下降
定向力	一过性或者波动性出现障碍	依时间、地点、人物不同而不同，非固定的进行性变化	通常是正常的，但因人而异，也有出现失定向力的情况
情绪	出现变化	不稳定，后期不敏感	有抑郁情绪，也存在悲伤、懊恼、罪恶的情绪
注意力、精力集中能力	低下（出现障碍）、注意力集中困难，容易出现波动性的变化	保持或略有降低（相对而言注意力不会下降）	集中能力、精力减弱，没有波动性变化。在行动时需要反复确认
记忆	即刻、短期障碍（完全属于精神失忆症）	短期、长期的障碍（近期记忆障碍明显，逐渐向远期记忆障碍发展）	通常为正常，在不同日期存在差异，也存在回忆迟缓的情况
思维（认知）	迟缓，或者在催促下不能归纳语言（语无伦次），思考内容通常很丰富	抽象思维很困难，思维能力差、贫瘠，对自己的坚持很强势	消极、没有希望，伴有绝望和无力感，停止思考
感觉	错误的感觉，错觉，幻觉（尤其是幻视），夜间加重	出现幻觉、妄想、误认	感觉出现扭曲，也有出现幻听或妄想的情况
对疾病的认知	有明确的时候	多数没有	多数出现障碍

引自：金子亚矢子：せん妄の適切な判断と対応．インターナショナルナーシングレビュー 31: 33，日本看護協会出版会，2008より一部改変.

重症监护环境下的镇静程度评估

Richmond 躁动–镇静评分 (RASS*)

得分	状态	具体实例
+4	有攻击性	有明显攻击性，有暴力倾向；对医务人员的人身安全造成威胁
+3	非常躁动	试图自己拔出各类插管和引流管；有攻击性
+2	躁动焦虑	频繁出现无意识的躯体活动，无法配合呼吸机
+1	不安焦虑	焦虑紧张，但没有攻击性，身体活动也并不活跃
0	清醒平静	——
−1	昏昏欲睡	没有完全清醒，呼唤后可以维持10 s以上的睁眼，并通过眼神接触有所回应
−2	轻度镇静	呼唤后可以维持10 s以内的眼神接触回应
−3	中度镇静	呼唤后有身体动作或睁眼动作，但没有眼神接触
−4	重度镇静	对呼唤没有反应，但施加对身体的刺激后出现动作反应或睁眼动作
−5	昏迷	呼唤或对身体施加刺激均无反应

注：有攻击性是指如同对攻击行为有兴趣般地频繁发出挑战的行为。

● **评价方法**

step 1 对患者进行30 s的观察，从而（仅凭视诊）判定为0 ~ +4分。

step 2 ①大声呼唤患者姓名，嘱患者睁眼。

②如果无法完成10 s以上眼神接触则重复测试，通过以上两项测试（呼唤刺激）判定为−1 ~ −3分。

③如果患者没有动作，可以摇动患者肩部或摩擦其胸骨，通过此测试（身体刺激）判定为−4、−5分。

* 为 Richmond Agitation-Sedation Scale 的缩写。
引自：日本呼吸疗法医学会人工呼吸器中的镇静ガイドライン作成委员会：人工呼吸器中的镇静のためのガイドライン. 日本呼吸疗法医学会, 2007.

> **要点** 应用 RASS 时的注意事项
>
> · 不仅要关注呼唤后是否可以完成眼神接触，还需要关注持续的时间。
> · 身体刺激不包括气管内吸痰。
> · 得分为+3的患者，与+4相比，对医务人员实施暴力行为的可能性很小。

镇静-躁动评分 (SAS*)

得分	状态	具体实例
7	危险躁动	拉拽气管插管或其他各种导管，翻越床栏，对医务工作者有暴力倾向，在床上辗转挣扎
6	非常躁动	反复语言提示劝阻也不能平静，需要保护性约束，咬气管插管
5	躁动	焦虑或轻度躁动；想要从床上起身，但言语劝阻后可以平静
4	安静合作	安静清醒，或者可以唤醒，服从指令
3	镇静状态	自然清醒有困难；呼唤或轻轻摇动可以唤醒，但没有刺激后会再度入睡
2	过度镇静	不能交流，不能服从指令；有自主运动；虽然没有清醒但可以活动
1	不能唤醒	施加强烈刺激仅有轻微反应，或无反应；不能交流，不能服从指令

* 为 Sedation-Agitation Scale 的缩写。

要点 ▶ 应用 SAS、RASS 时的注意事项

- 在对脑血管疾病患者进行评估时，需要考虑疾病本身造成意识障碍的可能性。

要点 ▶ 决定实施镇静的要点

- 镇静的目的和必要性以及目标镇静深度等，这些不是仅由医务人员单独决定的，而是在与患者及其家属协商后确定的。
- 在医务人员之间明确"镇静的目的"和"目标镇静深度"，事先决定每个患者的目标镇静水平是十分重要的。
- 对已经确定的患者的镇静水平做到一目了然。
- 需要经常思考镇静的必要性，讨论如何做到最小限度的镇静（或者中止镇静）。

重症监护环境下的谵妄评估

▶ 重症监护意识模糊评估方法（CAM-ICU）*

Step 1 应用RASS（参照第84页）进行评价

RASS评分为−4分或−5分的情况下，评估中止，之后再次进行评估
RASS评分为−4分以上（−3 ~ +4分）的情况下，进行以下Step2的评估

Step 2 谵妄评估

特征1+特征2+特征3（或者特征4）均符合，则诊断为谵妄

特征1：精神状态突然改变或波动性变化+特征2：注意力欠缺+特征3：思维无序或者特征4：意识水平变化=谵妄

CAM-ICU 特征及种类

特征1. 精神状态突然改变或波动性变化	有	无

A. 是否有精神状态突然改变的依据？或者B.过去24小时内是否有（异常的）行为波动？换言之，有无发生改变的倾向，或者，有无可以证明镇静评分（例如RASS）、格拉斯哥昏迷评分（GCS）或既往谵妄评分发生变化的依据，重症程度有无增减？

特征2. 注意力欠缺	有	无

患者是否有注意力集中有困难的情况？如注意力筛查测试（Attention Screening Examination，ASE）※ 的听觉或视觉部分评分低于8分的情况。

特征3. 思维无序	有	无

4个问题当中有答错2个或以上，或者不能服从指令等能证明思维无序或者思维断裂的证据是否存在？

提问（备用set A和set B）

set A
1. 石头可以浮在水面上吗？
2. 海里有鱼吗？
3. 1克比2克重吗？
4. 可以用锤子砸钉子吗？

set B
1. 树叶可以浮在水面上吗？
2. 海里有大象吗？
3. 2克比1克重吗？
4. 可以用锤子锯木头吗？

指令
1. 检查者向患者举起自己的手并竖起两根手指，指示患者做同样的动作。
2. 检查者收回自己的两根手指后，指示患者用另一只手做同样动作（竖起两根手指）。

特征4. 意识水平变化	有	无

患者的意识水平处于清醒以外的状态（如警醒、嗜睡或者昏迷）吗？
（如评估中RASS为0分以外的任何情况）
清醒：正常、自主地感知周围环境
警醒/紧张状态：过度警戒
嗜睡：有嗜睡倾向，易唤醒，对周围的某些事物不在意。给予轻微刺激即可完全清醒
昏迷：给予强烈刺激仍不能完全清醒。或者仅在强力、重复的刺激下清醒，一旦停止刺激又回到无反应的昏迷状态

注意力筛查测试（ASE）

A. 听觉（文字）ASE

指令：请对患者重复以下文字，"现在我要对您连续读出10个数字，请仔细听清。当您听到数字1时，请握一下我的手"。以正常的音量（在ICU的噪音中也能够听清的音量）读出以下10个数字，以每秒1个数字的速度读出。

2314571931

得分：患者在听到数字1时握手的次数与患者在听到1以外的数字时没有握手的次数总和

B. 视觉（图片）ASE

向患者出示以下的一组图片（Packet A和Packet B，Packet为一组）
Step 1：出示5张图片
指令：请对患者重复以下文字，"〇〇先生/女士，现在我要向您出示您十分熟悉的物品的图片。我会询问您都看到了什么图片，请您仔细观察，将每张图片的内容记下来"。然后，将Packet A或Packet B（重复检查时每日更换）的Step 1出示给患者。Packet A或Packet B的Step 1中的5张图片每个出示3秒。
Step 2：出示10张图片
指令：请对患者重复以下文字。"现在我要向您出示若干图片。这里面有一些是您刚刚看过的图片，还有一些是新的图片。如果是刚刚看过的图片，请您点头（做点头动作），如果不是，请您摇头（做摇头动作）。"然后将一组（之前出示Step 1的Packet A或Packet B的Step 2）10张图片（5张为新图片，5张为重复图片）以每张3秒间隔的节奏出示给患者。

得分：在此项测试中，以Step 2过程中正确的"是"和"不是"的回答总数作为得分。为提高高龄患者的测试效果，将图片印刷成15 cm × 25 cm的尺寸，并覆膜加工

注：对于戴眼镜的患者，在进行视觉ASE测试时，需要确定他/她是否佩戴了眼镜。
* 为Confusion Assessment Method for the ICU的缩写。

引自：日本呼吸疗法医学会人工呼吸器中的镇静ガイドライン作成委员会：人工呼吸器中的镇静のためのガイドライン．日本呼吸疗法医学会，2007.

要点 评估时的关注点

- 对于患者是否存在谵妄的评估，可以在需要时开始评估，但需要患者的配合。

- 使用CAM-ICU进行评估时，需要注意在镇静药物作用基本消失之后实施，这样结论的准确性更高。否则，可能造成不必要的治疗药物（精神类药物等）的使用风险。

- 可能不适合用于不需要随时监测的普通病房的患者，或者在重症监护室中但不需要随时监测的患者。

标准预防措施，根据感染途径确定预防措施

	标准预防措施（Standard Precautions）——所有患者通用	
手卫生		• 有可见污染物时使用流动水和肥皂洗手，没有可见污染物时使用免洗手消毒液。当有可能与诺如病毒或真菌孢子接触时，建议用肥皂和流动水洗手 • "世界卫生组织（WHO）手卫生指南2009"中推荐在以下5种情况时行手卫生消毒：①接触患者前；②清洁/无菌操作时；③接触血液/体液后；④接触患者后；⑤接触患者周围环境后
个人防护用具的使用	手套	• 可能接触血液、体液、分泌物、排泄物的情况 • 可能接触黏膜或有伤口的皮肤的情况
	口罩、护目镜/面罩	• 实施可能造成血液、体液、分泌物飞溅或飞沫而污染眼、口、鼻的操作或护理时（特别是吸痰、气管插管）
	隔离衣/围裙	• 实施可能造成衣服或裸露的皮肤接触血液、体液、分泌物、排泄物的操作或护理时
护理患者所用物品的处理		• 处理被污染的设备、可能附着有体液的设备时，依照污染情况佩戴合适的防护用具 • 对于共用的重复使用设备，根据使用目的和使用场所的危险程度确定处理方法 • 在消毒/灭菌之前，必须进行完全的清洁和去除异物
患者周围环境的处理		• 患者周围的环境表面以及频繁接触的位置（例如床围栏、门把手）需要经常清洁，去除污垢和灰尘
床单		• 处理和运送使用过的床单时，应将被污染的一面向内折，尽量不接触身体，以免将污染传播至处理的医务人员及周围环境中
血液传播病原体的处理		• 可能被血液、体液污染的针头不回套针帽 • 如果已经引入，请尽可能使用有安全功能的锐利器材 • 使用后的锐器放置在专用的防穿透的回收容器中 • 在床旁使用锐器时，使用便携式锐器回收容器 • 在实施可能造成血液或体液飞溅的护理操作时，佩戴遮挡眼、鼻、口的防护装置 • 原则上不回套针帽。如果不得不回套，将针帽平置于桌面，单手回套针帽
患者安置		以下情况考虑将患者进行隔离 • 有较高风险污染周围环境的患者（尿失禁，大量渗出物从敷料中渗出等），不能合作维持卫生环境的患者 • 未能明确诊断的发热、出疹、腹泻等患者，有造成感染传播的可能
呼吸器卫生/咳嗽礼仪		• 指导患者在咳嗽或打喷嚏时用纸巾掩住口鼻，并尽可能佩戴外科口罩 • 准备一个可以不用手接触的丢弃使用后纸巾的容器，丢弃后进行手卫生消毒 • 考虑将咳嗽患者与其他患者保持1 m以上的距离
安全的注射技术		• 不用同一个注射器为多个患者给药 • 注射溶液和给药装置仅用于一名患者，并在使用后安全丢弃
腰椎穿刺技术		• 在检查或治疗中需要实施腰椎穿刺或硬膜外腔置管操作时，操作者需要佩戴外科口罩

根据感染途径确定预防措施

（1）接触传播

主要的微生物或疾病：耐甲氧西林金黄色葡萄球菌（MRSA）、多重耐药铜绿假单胞菌（MDRP）、万古霉素耐药肠球菌（VRE）等多重耐药菌，艰难梭菌相关性腹泻，诺如病毒所致的感染性胃肠炎等。

预防措施	
手套	入室前佩戴，离开时脱掉
隔离衣	在可能接触患者或患者周围环境时，入室前穿着，离开前在患者区域内脱掉
患者安置	原则上实施单间隔离
患者转移	仅限于必须转移时。转运过程中将可能检出病原体部位的排泄物或被渗出液污染的位置全部覆盖
患者使用的物品	最好做到物品仅供患者使用。如其他患者需要使用，事先以适当的方法进行清洗和消毒
环境管理	以频繁接触的位置为中心，最少每日进行1次擦拭消毒

（2）飞沫传播

主要的疾病：百日咳、流行性腮腺炎、风疹、流感等。

预防措施	
口罩	进入病房或患者区域前需要佩戴外科口罩
患者安置	采取单间隔离，也可以将检出同样病原体的患者集合（群组）在一起进行隔离，患者之间以窗帘隔开，保持1 m以上距离
患者转移	必须限制在最小范围内。转移过程中，患者需要佩戴外科口罩。在患者佩戴了口罩的前提下，相应医务人员没有佩戴口罩的必要
工作人员的限制	易患流行性腮腺炎和风疹的医务人员原则上不应参与此类患者的诊疗过程

（3）空气传播（微粒直径在5 μm以下）

主要的疾病：结核、麻疹、水痘等。

预防措施	
N95口罩	・入室前佩戴，离开后摘下。每次佩戴时都需要检查其密闭性（如下图） ・与肺结核或喉结核患者接触时 ・对麻疹、水痘易感的医务人员在接触相应患者时
患者转移	・仅限于必须转移的情况。转移过程中，患者需佩戴外科口罩。在患者佩戴了口罩的前提下，负责转移的医务人员没有佩戴口罩的必要 ・对水痘或结核的皮肤病变进行覆盖
工作人员的限制	・对麻疹、水痘易感的医务人员原则上不应参与此类患者的诊疗过程

密封性检查 双手覆盖住口罩的全部范围，用力呼气，检查有无漏气情况，将口罩调整至紧密贴合的状态。

▶ 膀胱留置尿管

膀胱留置尿管的适应证	• 存在急性尿潴留或下尿路梗阻 • 需要精确测量尿量或在特定外科手术的围手术期使用 • 存在尿失禁的患者，或促进骶骨和会阴部开放性伤口愈合的情况下 • 需要长时间静养的患者，或终末期患者有意愿并可因此更加舒适的情况下，等等
置入尿管时的清洗/消毒	• 置入尿管前尽可能保持会阴部的清洁，进行适当的清洗，使用合适的消毒剂进行彻底消毒（图1）
尿管的更换时机	• 不以预防感染为目的进行定期更换 • 当尿路出现破损、堵塞等情况而需要更换尿管时，应同时更换尿管和储尿袋 • 明确留置尿管的目的，不进行不必要的留置（经常考虑拔除尿管的可能性）
留置尿管期间的管理方法	• 为了不妨碍尿液流出，女性患者需将尿管固定于大腿部，男性患者需固定于下腹部，注意防止屈曲打折（图2） • 将储尿袋固定在低于膀胱的位置，注意不碰到地面 • 在转移至担架或轮椅前，先将储尿袋排空然后再转移

图1 消毒方法

（女性）

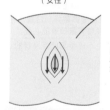

从中央向左右两侧，从前至后以同一方向进行消毒。

（男性）

以尿道口为中心螺旋向外进行消毒。

图2 固定方法

（女性）

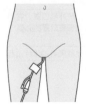

固定于大腿部，管理中注意预防屈曲打折。

（男性）

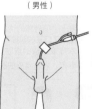

固定于下腹部，管理中注意预防屈曲打折。

▶ 外周静脉导管

留置外周静脉导管的适应证	· 留置时间较短的情况 · 没有必须要从中心静脉进行给药的药物，等等
置入导管时的消毒	· 置入前使用70%酒精、碘酊、葡萄糖酸氯己定进行消毒
更换导管的时机	· 96 h内没有更换导管的必要 · 留置于下肢的导管需要尽早更换为上肢置管 · 出现静脉炎时立即拔除导管，更换留置导管位置
更换敷料的时机	· 敷料出现松动、浸湿、有肉眼可见污渍时需要进行更换（如出汗导致敷料剥离时等）
更换输液器的时机	· 不需要每隔96 h进行更换，但至少在7 d内更换一次 · 用于输注血液、血液制品或脂肪乳剂的输液器在开始使用的24 h内需要进行更换

▶ 中心静脉导管

留置中心静脉导管的适应证	· 当需要可靠的输液/给药通路时 · 需要给予中心静脉营养时 · 外周静脉导管留置困难时 · 由于药物的pH或渗透压等原因不能经外周静脉给药时，等等
置入导管时的消毒	· 置入导管前或更换敷料时，如果没有禁忌，则使用浓度在0.5%以上的葡萄糖酸氯己定溶液进行消毒（如果有禁忌则应用碘酊、聚维酮碘、70%酒精作为替代）
更换导管的时机	· 除导管堵塞或者疑似存在导管相关性感染以外，不进行定期更换 · 在紧急（抢救或急诊入院等）情况下实施的导管置入，如果置入过程中不能确保无菌操作，应尽可能在48 h内进行更换 · 每日观察置管部位，如果出现感染征象立即汇报
更换敷料的时机	· 敷料出现松动、浸湿、有肉眼可见污渍时需要进行更换（如出汗导致敷料剥离时等） · 透明贴膜7 d更换一次，无菌纱布2 d更换一次
更换输液器的时机	· 不需要每隔96 h均进行更换，但至少在7 d内更换一次 · 用于输注血液、血液制品或脂肪乳剂的输液器在开始使用的24 h时内需要进行更换

抗生素的给药方法1

　　为了使药物的效果最大化，把 "PK"，即药代动力学（pharmacokinetics），代表给药后药物浓度的变化，和 "PD"，即药效动力学（pharmacodynamics），代表浓度和反应性之间的关系，二者组合起来的参数 "PK / PD" 起到了很大作用。根据与药物效果相关的 PK / PD 参数，抗生素被分为三类。

与抗生素效果相关的PK/PD参数

PK/PD参数	主要的抗生素种类
% Time above MIC	青霉素类 头孢菌素类 碳青霉烯类 林可霉素类
Cmax/MIC	喹诺酮类 氨基糖苷类 环脂肽类
AUC/MIC	糖肽类 恶唑烷酮类 四环素类

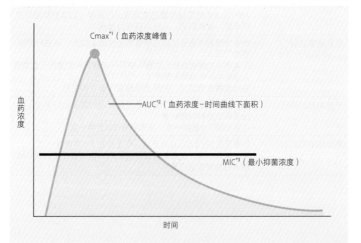

*1 maximum plasma concentration 的缩写。
*2 area under the time−concentration curve 的缩写。
*3 minimum inhibitory concentration 的缩写。

▶ % Time above MIC 型

这类抗生素的药物效果取决于血药浓度高于 MIC 的时间百分比（% Time above MIC，%TAM），也被称为时间依赖性抗生素。在每日给药量相同的情况下，增加给药次数则 %TAM 也会变大，因此**增加给药次数是有效的**。输注时间对 %TAM 也有影响，如果比规定的输注速度快则 %TAM 会变小，有可能造成药物效果减弱。

例：青霉素类、头孢菌素类、碳青霉烯类、林可霉素类、克拉霉素等。

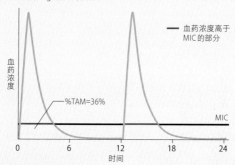

例：注射用氨苄西林钠，2 g/次，2 次/日

——— 血药浓度高于 MIC 的部分

血药浓度

%TAM=36%

MIC

0　6　12　18　24
时间

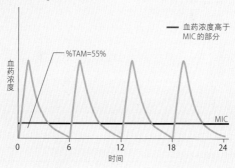

例：注射用氨苄西林钠，1 g/次，4 次/日

——— 血药浓度高于 MIC 的部分

血药浓度

%TAM=55%

MIC

0　6　12　18　24
时间

主要药物

注射用氨苄西林钠

注射用美罗培南

克拉霉素片

Cmax/MIC 型

这类抗生素药物效果取决于 Cmax，也被称为浓度依赖性抗生素。在每日给药量相同的情况下，增加每次给药量则 Cmax 增加。因此，**可以通过减少给药次数，增加每次给药量来有效提高药物效果。**

例：喹诺酮类、氨基糖苷类、环脂肽类、硝基咪唑类等。

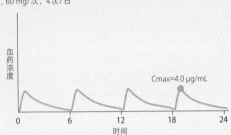
例：庆大霉素，60 mg/次，4次/日

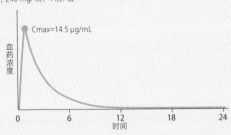
例：庆大霉素，240 mg/次，1次/日

主要药物

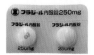

环丙沙星片　　庆大霉素注射液　　注射用达托霉素　　甲硝唑片

AUC/MIC 型

这类抗生素的药物效果取决于与细菌的接触时间，由于它是长效药物，**增加每日总剂量是有效的。**

例：糖肽类、恶唑烷酮类、四环素类、阿奇霉素等。

例：盐酸万古霉素，500 mg/次，2次/日

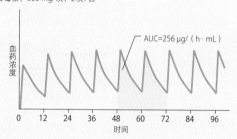

例：盐酸万古霉素，1 000 mg/次，2次/日

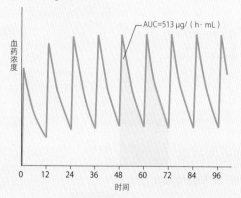

主要药物

注射用盐酸万古霉素

利奈唑胺片

注射用盐酸
米诺环素

注射用阿奇霉素

注射方法概述

	注射针/一次给药量	进针角度	适应证
皮内注射	26 ~ 27 G, SB 极少量	表皮 真皮 皮下组织 肌层 表皮: 0.06 ~ 0.20 mm, 真皮: 2.0 ~ 4.0 mm	结核菌素试验、皮内敏感试验
皮下注射	23 ~ 25 G, RB 0.5 ~ 1.0 mL （最多 2 mL）	10° ~ 30°	注射胰岛素、预防接种等
肌内注射	21 ~ 23 G, RB 最多 5 mL 左右	45° ~ 90°	镇痛药、检查用的预处理药物等
静脉注射	翼状针，静脉留置针 21 ~ 23 G，输血时 18 ~ 20 G	10° ~ 20°	各种药物

注：SB：短斜面（short bevel），RB：常规斜面（regular bevel）。

注射部位的选择

（1）皮内注射、皮下注射的部位

皮内注射

如同要在穿刺部位形成小水泡样，沿皮肤方向水平进针。

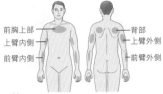

前胸上部
上臂内侧
前臂内侧
背部
上臂外侧
前臂外侧

皮下注射

自行注射胰岛素时常选取腹壁、大腿上部外侧。

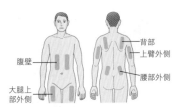

腹壁
大腿上部外侧
背部
上臂外侧
腰部外侧

（2）肌内注射的注射部位（三角肌、臀中肌）

三角肌

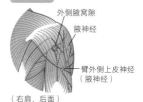

外侧腋窝隙
腋神经
臂外侧上皮神经
（腋神经）

（右肩，后面）

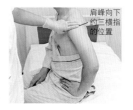

肩峰向下约三横指的位置

臀中肌

髂前上棘与髂后上棘连线的前外1/3的位置（Clark点）。

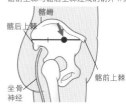

髂嵴
髂后上棘
坐骨神经
髂前上棘

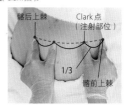

髂后上棘
Clark点（注射部位）
1/3
髂前上棘

臀中肌

将大转子置于手掌中央，食指指向髂前上棘方向，中指与食指尽量分开，形成的"V"字区域的中央部位，或者说中指第二关节横对的位置（Hochstetter部位）。

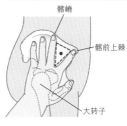

髂嵴
髂前上棘
大转子

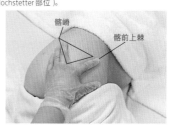

髂嵴
髂前上棘

（3）静脉注射的注射部位

穿刺时首选非优势手一侧的前臂，在需要重复穿刺时，选择先前穿刺的部位的近心端作为再次穿刺的位置。穿刺时注意避开以下位置：腕关节附近，屈曲部位，局部皮肤有血肿、静脉炎、烧伤、严重特异性皮炎等皮损，乳腺手术伴淋巴结清扫的患侧手臂，有动静脉瘘的一侧以及偏瘫的患侧手臂等。

静脉注射

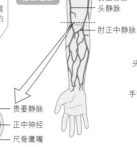

贵要静脉
头静脉
肘正中静脉
首选的穿刺静脉

头静脉
手背静脉

头静脉
肱骨
贵要静脉
正中神经
尺骨鹰嘴

滴数的计算方法

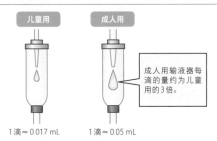

儿童用　　　　成人用

成人用输液器每滴的量约为儿童用的3倍。

1滴 ≈ 0.017 mL　　　1滴 ≈ 0.05 mL

（1）成人用输液器（20滴/mL）

$$1分钟的滴数 ≈ \frac{输液器每1 mL的滴数（20滴）× 目标输液量（mL）}{输液时间（h）× 60（min）}$$

（2）儿童用输液器（60滴/mL）

$$1分钟的滴数 ≈ \frac{输液器每1 mL的滴数（60滴）× 目标输液量（mL）}{输液时间（h）× 60（min）}$$

滴数的调整方法（简易计算方法）

目标输液速度	管路 儿童输液管路（60滴/mL）	成人输液管路（20滴/mL）
20（mL/h）	3秒1滴	9秒1滴
40	3秒2滴	9秒2滴
60	3秒3滴（1秒1滴） ↑以此为基准比较容易估算	9秒3滴（3秒1滴）
80	3秒4滴	9秒4滴
100	3秒5滴	9秒5滴
120	3秒6滴（1秒2滴）	9秒6滴（3秒2滴）
180	3秒9滴（1秒3滴）	9秒9滴（1秒1滴）

120 mL/h 的输液速度是 60 mL/h 的 2 倍，也就是说将滴数调整为两倍就可以了。

成人输液管路每滴的量是儿童输液管路的3倍，也就是说将每滴的间隔延长至3倍就可以了。

80 mL/h 的输液速度是 60 mL/h 的4/3倍。也就是说将滴数调整为4/3倍就可以了。
3秒3滴→3 × 4/3=4→3秒4滴！

血管外渗漏

（1）血管外渗漏的因素

因素	实例
患者相关因素	· 血管弹性或血流量下降（女性，脆弱的外周静脉等） · 基础疾病（糖尿病、外周血管疾病、感染性疾病、癌症、免疫功能障碍等） · 营养状况不良 · 不能保持安静状态 · 年龄（高龄、儿童）
穿刺部位相关因素	· 在容易受关节活动影响的部位进行穿刺［参考下述（2）］ · 在有静脉疾病、局部感染、血肿、创伤瘢痕的部位进行穿刺 · 在24 h内穿刺过的位置的远端进行穿刺 · 在化疗、放疗的部位进行穿刺 · 在正在输液的血管上穿刺 · 对同一静脉反复穿刺
仪器相关因素	· 输液、注药泵的使用
药物相关因素	· 应用需要关注血管外渗漏的药物［参考下述（3）］
其他因素	· 操作不熟练 · 留置时间（留置4 d以上） · 使用相对静脉直径偏大的导管，固定不牢

（2）容易受关节活动影响的部位

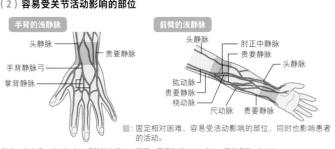

手背的浅静脉

- 头静脉
- 手背静脉弓
- 掌背静脉
- 贵要静脉

前臂的浅静脉

- 头静脉
- 肘正中静脉
- 贵要静脉
- 头静脉
- 肱动脉
- 贵要静脉
- 桡动脉
- 尺动脉
- 贵要静脉

■：固定相对困难，容易受活动影响的部位，同时也影响患者的活动。

引自：森文子：抗がん剤の経静脈の投与の管理. 看護学雑誌69：798，医学書院，2006.

（3）需要关注血管外渗漏的药物

药物	关注点
抗肿瘤药	· 引起皮肤组织的炎症和坏死，可能留下不可逆的后遗症
强碱性药物	· 由于容易渗透出血管，可能引起广泛的组织损伤
血管收缩/升压药	· 由于血管收缩作用导致缺血，可能引起皮肤坏死
高渗透压药物	· 药物渗透压越高，引起组织损伤的可能性也就越高
补充电解质类药物	· 由于含有大量的钙离子和钾离子，可能抑制细胞膜的功能并导致皮肤坏死
其他	· 组织破坏性较高的药物如甲磺酸加贝酯，会造成浓度依赖性的血管内皮细胞损伤，导致血栓形成或血管坏死

引自：北里大学病院医療安全ハンドブック，p82，2017.

输液泵

使用输液泵的患者的观察项目

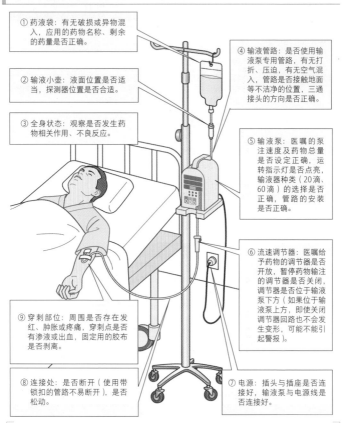

① 药液袋：有无破损或异物混入，应用的药物名称、剩余的药量是否正确。

② 输液小壶：液面位置是否适当，探测器位置是否合适。

③ 全身状态：观察是否发生药物相关作用、不良反应。

④ 输液管路：是否使用输液泵专用管路，有无打折、压迫，有无空气混入，管路是否接触地面等不洁净的位置，三通接头的方向是否正确。

⑤ 输液泵：医嘱的泵注速度及药物总量是否设定正确，运转指示灯是否点亮，输液器种类（20滴、60滴）的选择是否正确，管路的安装是否正确。

⑥ 流速调节器：医嘱给予药物的调节器是否开放，暂停药物输注的调节器是否关闭，调节器是否位于输液泵下方（如果位于输液泵上方，即使关闭调节器回路也不会发生变形，可能不能引起警报）。

⑨ 穿刺部位：周围是否存在发红、肿胀或疼痛，穿刺点是否有渗液或出血，固定用的胶布是否剥离。

⑧ 连接处：是否断开（使用带锁扣的管路不易断开），是否松动。

⑦ 电源：插头与插座是否连接好，输液泵与电源线是否连接好。

要点 输液泵使用的要点

· 在连接前确认输液泵是否正常工作，是否已经完成充电。

· 在连接前向患者说明输液的必要性、使用输液泵的原因及关注点。

· 告知患者不仅要关注输液泵有无异常，自身感觉异常时也需要呼叫护士。

· 不可过分信赖输液泵，需要定期检查药物输注是否安全（①由于输注存在±10%的误差，不能仅观察累计输注量，也要观察剩余药量；②即使发生血管外渗漏也不会有报警声，因此需要观察穿刺部位；③由于输液泵本身不具备检查药物种类、速度、输注量的功能，需要仔细确认设置是否正确，必要时双人核对）。

- 为了防止倾倒，输液泵应安装在输液架高度可调节位置以下（应用于儿童时，安装在面部的高度）。安装方向与输液架底座方向一致。

发生报警时的处理

（1）输液泵使用中警报响起时的处理顺序

1. 关闭输液泵与患者之间的流速调节器（为了防止打开输液泵时过快的药物输注，需要确认调节器是否完全关闭）。

2. 确定报警原因后按压"停止/消音"键，消除报警音。

3. 针对报警原因进行处理［参照下述（2）］。

4. 如果发生堵塞，为防止快速注药，需要向输液瓶方向释放压力。

5. 问题解决后，确认回路安装是否正确，打开流速调节器。

6. 按下"开始"键，重新开始输液。

（2）报警问题的处理

报警种类	原因	处理
堵塞报警（注意：打开流速调节器前必须先释放压力）	• 输液管路打折、压迫 • 忘记打开流速调节器 • 三通接头的方向不正确 • 留置针堵塞 • 输液管路内堵塞	• 解除管路打折、压迫 • 打开流速调节器 • 调整为正确的三通接头方向 • 确认有无血管外渗漏，更换留置针 • 更换输液器
混入气泡报警	• 输液瓶走空，混入空气 • 输液管路内出现气泡 • 输液管路安装不正确 • 气泡探测器污染	• 排出气泡后连接新的输液瓶，或者停止输液 • 排出气泡 • 重新正确安装输液管路 • 用冷水或温水浸泡过的纱布等擦拭气泡探测器
液体量异常报警	• 使用与设定种类不同的输液器	• 使用设定种类的输液器
忘记开始报警	• 忘记按下"开始"键	• 再次检查输液泵设置及管路连接是否正确，按下"开始"键
泵门报警	• 输液泵门没有关紧 • 输液管路没有完全安装好	• 关闭流速调节器，重新关闭泵门 • 正确安装输液管路
电池报警	• 内置电池电量低	• 将电源线与插座连接

微量注射泵

▶ 使用微量注射泵的患者的观察项目

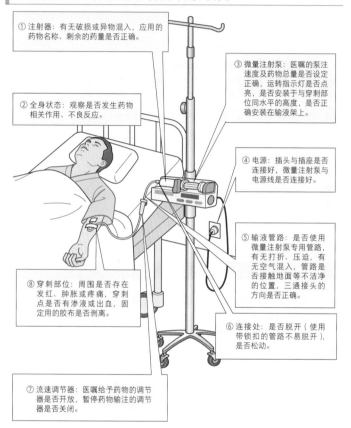

① 注射器：有无破损或异物混入，应用的药物名称、剩余的药量是否正确。

② 全身状态：观察是否发生药物相关作用、不良反应。

③ 微量注射泵：医嘱的泵注速度及药物总量是否设定正确，运转指示灯是否点亮，是否安装于与穿刺部位同水平的高度，是否正确安装在输液架上。

④ 电源：插头与插座是否连接好，微量注射泵与电源线是否连接好。

⑤ 输液管路：是否使用微量注射泵专用管路，有无打折、压迫，有无空气混入，管路是否接触地面等不洁净的位置，三通接头的方向是否正确。

⑥ 连接处：是否脱开（使用带锁扣的管路不易脱开），是否松动。

⑦ 流速调节器：医嘱给予药物的调节器是否开放，暂停药物输注的调节器是否关闭。

⑧ 穿刺部位：周围是否存在发红、肿胀或疼痛，穿刺点是否有渗液或出血，固定用的胶布是否剥离。

要点 微量注射泵使用的要点

· 在连接前确认微量注射泵是否正常工作，是否已经完成充电。快推以消除注射器活塞与注射器之间的空隙，然后开始注射。

· 有些种类的微量注射泵没有检测气泡的功能，因此需要定期检查是否混入气泡。

· 其他要点请参照"输液泵"的使用要点。

- 需要注意逆转现象（当微量注射泵位置低于患者水平位置时，药液从患者流回注射器）和虹吸现象（当微量注射泵位置高于患者水平位置，且注射泵与注射器活塞脱开时，因高度差导致药液过量注入的现象）。

- 在使用微量注射泵泵注药液的过程中，需要注意的是，如果垫圈部分被针损坏那么会有空气混入注射器中。

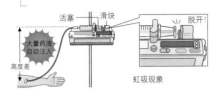

为防止此类现象发生，需将微量注射泵安装于与患者相同的高度，并确保注射器与微量注射泵紧密安装。

发生报警时的处理

（1）微量注射泵使用中警报响起时的处理顺序

1	关闭靠近患者的三通接头（流速调节器）。
2	确定报警原因后按压"停止/消音"键，消除报警音。
3	针对报警原因进行处理［参照下述（2）］。
4	如果发生堵塞，为防止快速注药，需要向注射器方向释放压力。
5	问题解决后，确认回路安装是否正确，打开三通接头（流速调节器）。
6	按下"开始"键，重新开始输液。

（2）报警问题的处理

报警种类	原因	处理
堵塞报警 ［注意：打开三通接头（流速调节器）前必须先释放压力］	・输液管路打折、压迫 ・忘记打开流速调节器 ・三通接头的方向不正确 ・留置针堵塞 ・输液管路内堵塞	・解除管路打折、压迫 ・打开三通接头（流速调节器） ・调整正确的三通接头方向 ・确认有无血管外渗漏，更换留置针 ・更换注射器
残余量报警	・剩余药量过少	・更换已经准备好的注射器。如果即将注射完成则重新开始注射
残余量/堵塞报警	・注射器内完全没有药物了	・更换已经准备好的注射器，或者完成注药
活塞脱开报警	・注射器活塞脱开	・确认活塞/注射器与微量注射泵连接好，快推（快推过程在不与患者连接的前提下完成）后再次开始注药
注射器松脱报警	・注射器松脱 ・与注射器的制造商不匹配	・确认注射器与微量注射泵连接好，快推后再次开始注药 ・使用匹配的制造商生产的注射器
固定器松脱报警	・固定器处于松弛状态	・确认固定器、注射器安装正确，快推后再次开始注药
忘记开始报警	・忘记按下"开始"键	・再次检查微量注射泵设置及管路连接是否正确，按下"开始"键
电池报警	・内置电池电量低	・将电源线与插座连接

主要血液制品的种类、适应证、注意事项

	商品名	缩略编号	计算容量	适应证	储存等注意事项
全血制剂	辐照人全血-LR	Ir-WB-LR-1	200 mL	一般的输血适应证	· 2～6 ℃ 保存 · 在输血用血液冷库中储存，不可在病房中储存 · 在快速大量输血或新生儿换血疗法等需要加温的情况下，请将温度维持在 36 ℃ 以下
		Ir-WB-LR-2	400 mL		
血液成分制剂	辐照红细胞-LR	Ir-RBC-LR-1	140 mL	血液中红细胞不足或功能丧失	
		Ir-RBC-LR-2	280 mL		
	辐照洗涤红细胞-LR*1	Ir-WRC-LR-1	140 mL	贫血或避免血浆成分相关不良反应	
		Ir-WRC-LR-2	280 mL		
	辐照解冻红细胞-LR*2	Ir-FTRC-LR-1	*3	贫血或红细胞功能障碍	*1 有效期为生产后48 h *2 有效期为生产后4 d *3 需要确认实际容量 *4 有效期为生产后48 h
		Ir-FTRC-LR-2			
	辐照合成血液-LR*4	Ir-BET-LR-1	150 mL	ABO血型不合引发的新生儿溶血症	
		Ir-BET-LR-2	300 mL		
	辐照浓缩血小板-LR	Ir-PC-LR-1	20 mL	血小板减少	· 尽快进行输注 · 如果不可避免需要保存，则在20~24℃条件下振动储存 · 如果没有摇床，需每隔30 min用手轻轻摇动 · 不可冷藏储存
		Ir-PC-LR-2	40 mL		
		Ir-PC-LR-5	100 mL		
		Ir-PC-LR-10	200 mL		
		Ir-PC-LR-15	250 mL		
		Ir-PC-LR-20	250 mL		
	辐照浓缩血小板-HLA-LR	Ir-PC-HLA-LR-10	200 mL	血小板减少，抗HLA抗体阳性患者	
		Ir-PC-HLA-LR-15	250 mL		
		Ir-PC-HLA-LR-20	250 mL		
	新鲜冰冻血浆-LR120	FFP-LR-120	120 mL	凝血因子缺乏	· 30～37 ℃ 条件下融解，融解后3 h内进行输注 · 如果融解后不可避免需要保存，则在4～6℃条件下保存 · 融解后不能再冻结
	新鲜冰冻血浆-LR240	FFP-LR-240	240 mL		
	新鲜冰冻血浆-LR480	FFP-LR-480	480 mL		

注意：对血液制品进行辐照以防止输血相关的移植物抗宿主病（GVHD）。

（根据日本红十字会血液制剂说明书编写）

要点 掌握输血的基础知识

①经较粗的血管、较粗的留置针输血；②应用输血器（输血专用管路）单独输注；③前15 min缓慢（1 mL/min）输注，开始输血后5 min内不要离开患者，持续观察患者状态；④开始前、开始后5 min、开始后15 min，以及此后必要时每15~30 min检查患者的生命体征，观察并记录。

输血反应的诊断项目

输血反应	原因	症状	发生时间	其他
即时型 过敏反应（严重时称为过敏症）	抗原抗体反应	喉头水肿、呼吸困难、喘鸣、胸部紧缩感、低血压、发抖 出现荨麻疹、斑丘疹、眼睑周围水肿、红斑、瘙痒，血管性水肿等	开始输血即刻，轻度反应可以在输血中或开始后最多4h以内发生	应用血小板制剂时最容易发生
溶血反应	ABO血型不合	发热，发冷，恶心、呕吐，输血部位血管疼痛、灼热感，胸闷，胸痛，腹痛，腰背部疼痛，面部潮红，面色苍白，低血压，心动过速，休克，肾功能衰竭，弥散性血管内凝血（DIC）	开始后5~15 min	输血量50 mL以上者发生休克的概率增高，且死亡率增加。受血者血型为O型，且输血量较大者病情易转为重症
非溶血性发热反应	抗原抗体反应	38 ℃以上的发热，与输血前相比体温上升1 ℃或以上的发热，发冷、寒战，头痛，恶心	输血中至输血后数小时	
输血相关性急性肺损伤（TRALI）	血液制品中的HLA抗体、HNA抗体等	干性咳痰，呼吸困难，低氧血症，双侧肺野浸润性阴影	输血中或输血后6 h内	病理改变为非心源性肺水肿
延迟型 迟发性溶血性输血反应（DHTR）	二次免疫应答（既往输血、妊娠史）	发热、黄疸，血红蛋白尿，贫血，血红蛋白（Hb）降低	24 h至数周内	输血后约3~14 d抗体突然增加
移植物抗宿主病（GVHD）	血液制品中的淋巴细胞攻击患者体细胞造成损伤	发热、红斑，腹泻，便血，肝损害，多器官功能障碍综合征、骨髓抑制、全血细胞减少	输血后1~2周内	一旦发病抢救极为困难

发生输血反应时的具体处理示例

1. 出现输血反应类似症状时首先暂停输血，检查患者全身状态，测量生命体征。

2. 可能发生严重输血反应时停止输血，更换输血器，使用全新的输液管路将输注液体替换为生理盐水。

3. 如果怀疑发生细菌感染，在留取血液培养标本后，立即按败血症的标准进行治疗。

4. 如果怀疑是TRALI，按照急性呼吸窘迫综合征的标准开始治疗，并考虑转移至重症监护室进行管理。

5. 如果怀疑ABO血型不合，立即停止输血并开始补液治疗。尽量维持血压并进行利尿治疗，考虑转移至重症监护室进一步治疗。

中心静脉导管

种类

种类	特点
非隧道式中心静脉导管	经皮行中心静脉（颈内、锁骨下、股静脉）穿刺置管
经外周静脉置入中心静脉导管	经贵要静脉、头静脉、肱静脉置入导管，导管前端留置于上腔静脉
带cuff隧道式中心静脉导管	以长期留置为目的，cuff于皮下愈合黏附，预防导管脱出
完全植入式导管	将与导管连接的端口埋入皮下

注：经外周静脉置入中心静脉导管指穿刺部位为外周静脉，导管前端留置于中心静脉。

不同穿刺部位的优点/缺点

穿刺部位	优点/缺点
颈内静脉	• 与锁骨下静脉相比，发生气胸、血胸的风险较低 • 容易被气道分泌物或头发等污染 • 由于头发及颈部活动等而不易固定 • 可能因颈部的活动导致导管打折
锁骨下静脉	• 污染的风险较低 • 由于位于平面位置，比较易于固定 • 患者的活动不受过多的限制 • 与其他穿刺部位相比，发生气胸、血胸及穿刺误入动脉的风险更高
股静脉	• 穿刺技术较其他部位相对简单，可以作为紧急情况下的选择 • 下肢活动受限（运动受限） • 被排泄物等污染的风险较高（更易发生感染）
贵要静脉、肱静脉等外周静脉	• 较少出现气胸或血胸等并发症 • 依穿刺部位不同，可能造成肘关节屈曲时输液滴速发生变化的情况 • 静脉炎的发生频率较高 • 导管容易误入上腔静脉以外的位置

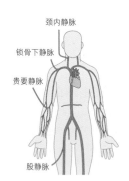

颈内静脉

锁骨下静脉

贵要静脉

股静脉

穿刺时的护理

(1) 穿刺前

- 消毒前进行淋浴或擦拭，保持穿刺部位清洁。

(2) 穿刺中

- 术者及助手均需要进行外科手消毒。
- 术者需戴好帽子、口罩，穿无菌手术衣，戴无菌手套。使用可以将患者全身覆盖的无菌铺单。
- 使用浓度在0.5%以上的葡萄糖酸氯己定（禁忌使用时选择碘酊、聚维酮碘、70%酒精替代）进行皮肤消毒。

留置过程中的护理

穿刺部位的观察	• 每日观察，注意有无局部或全身感染征象 • 局部感染的征象：发红、肿胀、疼痛、渗出液等 • 全身感染的征象：发热（重症时出现低血压）等 • 观察敷料是否松动或脱落 • 用眼睛和手对敷料的表面进行检查
穿刺部位的消毒 （图1、图2）	• 透明贴膜每隔7 d更换一次，无菌纱布每隔2 d更换一次 • 消毒时使用的消毒剂与穿刺时使用的相同 • 消毒范围为敷料覆盖范围 • 使用聚维酮碘作为消毒剂时，待其干燥约2 min后再用敷料覆盖，以提高消毒效果
输液管路的管理方法	• 不需要每隔96 h更换一次，但至少在7 d内更换一次 • 输注血液、血液制品或脂肪乳剂的输液器在开始使用的24 h内需要进行更换 • 最好是使用密闭式输液系统 • 密闭式输液系统的接头使用70%酒精等合适的消毒剂进行仔细消毒

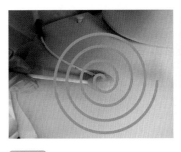

图1

以穿刺点为中心向外画圆进行消毒

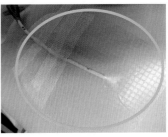

图2

将敷料覆盖的范围全部进行消毒（○的范围）

经鼻胃管营养

经鼻胃管营养的基础知识

鼻胃管的粗细	• 通常为 5 ~ 12 Fr，但在鼻饲半消化态营养剂时推荐选择 8 Fr 以上的导管，否则容易堵塞
鼻胃管的置入深度	• 成人的置入深度通常为 45 ~ 55 cm
营养剂的温度	• 常温。不建议加热，因为可能导致细菌生长或营养成分的改变 • 合并腹泻时可以加温至皮肤温度
鼻饲时的体位	• 难以维持坐位的患者，将其上半身抬高30° ~ 45° • 需要注意鼻饲中、鼻饲后采用同一体位可能会引起压疮
灌注器的高度	• 液面高于胃部约50 cm左右
确定鼻胃管前端位置	• 务必在确认鼻胃管前端置留于胃内后再开始鼻饲营养剂
注入速度	• 通常为100 ~ 200 mL/h • 由于病情及肠道功能不同，注入速度可能不同 • 刚开始肠内营养时需要缓慢注入并对营养剂的浓度进行稀释
注入时间	• 将营养剂置入容器内开始注入时，微生物会随时间的延长而逐渐繁殖，因此需将注入时间限制在8 h以内 • 开封后在常温条件下放置8 h以上的营养剂需要丢弃
鼻饲后鼻胃管内残留物的清洗	• 为防止导管内残留物变质或堵塞导管，在鼻饲后从导管末端用注射器冲洗20 ~ 30 mL的温水
鼻饲后的体位	• 为防止呕吐或胃食管反流造成吸入性肺炎，鼻饲后30 ~ 60 min内需要将上半身抬高30° 并保持
适应证	• 应用时间超过4周时，需要考虑胃造瘘等消化道造瘘的必要性
口腔护理	• 为预防肺炎需要实施口腔护理

鼻胃管前端位置的确认方法

❶ 鼻饲开始前，检查鼻胃管固定状态以及深度（标记位置）是否有变化。

❷ 对于高龄或意识障碍患者，由于其吞咽反射减弱，即使导管误入气管也可能难以发现，需要打开口腔确认导管有无移位。

❸ 用注射器从导管末端注入空气，在上腹部用听诊器确认有无气过水声。注入空气会使腹部胀满，因此需要抽出。

❹ 由于仅确认气过水声很可能出现误判，所以推荐回抽胃液或胃内容物。如果不能回抽出胃液，可以变换体位或等待30 min再回抽。

❺ 由于确认气过水声及回抽胃内容物仍有误判的可能，还可以考虑CO_2探测器或胃内容物pH检查等方法。

❻ 如果应用 "❸❹❺" 的方法仍不能确认位置，或置管后首次判断位置，则拍摄X线平片确认。

鼻饲前、中、后的观察项目

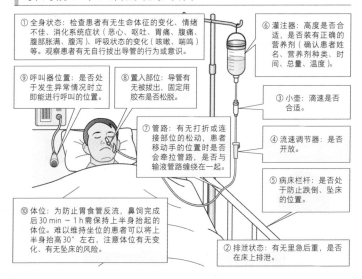

① 全身状态：检查患者有无生命体征的变化、情绪不佳、消化系统症状（恶心、呕吐、胃痛、腹痛、腹部胀满、腹泻）、呼吸状态的变化（咳嗽、喘鸣）等。观察患者有无自行拔出导管的行为或意识。

⑥ 灌注器：高度是否合适，是否装有正确的营养剂（确认患者姓名、营养剂种类、时间、总量、温度）。

⑨ 呼叫器位置：是否处于发生异常情况时立即能进行呼叫的位置。

⑧ 置入部位：导管有无被拔出，固定用胶布是否松脱。

⑦ 管路：有无打折或连接部位的松动，患者移动手的位置时是否会牵拉管路，是否与输液管路缠绕在一起。

③ 小壶：滴速是否合适。

④ 流速调节器：是否开放。

⑤ 病床栏杆：是否处于防止跌倒、坠床的位置。

⑩ 体位：为防止胃食管反流，鼻饲完成后 30 min ~ 1 h 需保持上半身抬起的体位。难以维持坐位的患者可以将上半身抬高 30° 左右，注意体位有无变化、有无坠床的风险。

② 排泄状态：有无里急后重，是否在床上排泄。

经鼻胃管营养时容易发生的问题及处理方法

问题	处理方法
胃食管反流、误吸	·立即停止鼻饲，存在误吸风险时进行气管内吸引 ·向医师汇报 ·考虑改变给药速度、营养成分、营养剂渗透压，以及促进胃肠动力药物的使用
咳嗽、喘鸣、呼吸状态变化	·由于存在胃食管反流导致误吸的可能，立即停止鼻饲 ·存在误吸风险时进行气管内吸引 ·向医师汇报
呕吐、腹痛	·减慢注入速度
腹泻、腹胀	·患者存在腹泻时需将营养剂加温至皮肤温度 ·考虑使用促进胃肠动力药物 ·如果腹泻、腹胀仍持续存在，可能与营养剂的成分或渗透压有关，需要考虑更换营养剂种类
便秘	·考虑与粪便含水量有关，并考虑导泻药物的应用
导管堵塞	·用注射器经导管末端冲入温水 ·不能改善时考虑更换导管
导管切断	·去除固定用胶布时，不使用剪刀
导管被拔出	·固定导管位置时，需要注意不要与输液管路缠绕，且不影响手臂活动 ·患者谵妄或躁动时，需要评估有无自行拔除导管的可能性
咽喉刺激及皮肤问题	·改变导管的固定位置 ·不能改善时考虑更换为更细的导管

引流出的液体

（1）出血量的判断

50 mL/h 以上：不仅需要对局部进行处理，还需要检测血压及尿量等全身状态。

100 mL/h 以上：需要进行外科止血手术。

（2）引流液性状的改变

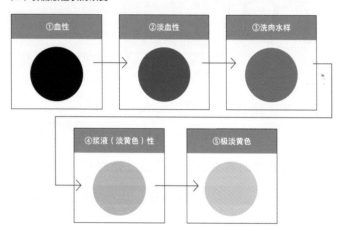

引流液的正常、异常性状

引流	正常引流液的性状	异常引流液的性状
脑室引流	无色透明至淡黄色	血性（有出血的可能性） 黄色、白色浑浊（有感染的可能性）
胸腔引流	淡血性至浆液性	血性（有出血的可能性） 有漂浮物，浑浊（有感染的可能性）
心包引流	血性至淡血性	血性（有出血的可能性） 血凝块（有心脏压塞的可能性）
胆管引流	深黄色	血性（有出血的可能性） 绿色（有胆汁感染的可能性）
胰管引流	无色透明	绿褐色（有胰瘘的可能性）
腹腔引流	淡血性至浆液性	血性（有出血的可能性） 绿色（缝合失败，胆汁渗漏） 有漂浮物，浑浊（有感染的可能性）

- 由于引流位置及引流目的不同，引流量的正常与异常标准也不相同。需要向医师确认引流量为多少时有汇报的必要。
- 由于引流位置及引流目的不同，引流液性状的正常与异常标准也不相同。此外，由于不同的人在通过语言表达视觉信息时存在差异，建议与他人统一对性状变化的描述方法。

引流过程中容易出现的问题

容易出现的问题	主要原因	处理
扭转、打折、压迫	· 患者的活动，不适当的体位、肢体位置	· 更换敷料、衣服，排泄后进行确认
脱出、拔出	· 管路从连接不紧的位置脱开	· 治疗、护理、转移时确认导管位置。连接部位用胶布等进行固定
	· 由于体位变化或转移位置牵拉管路而导致脱出	· 在固定导管时提前考虑体位变化或移动的情况
	· 出汗或穿刺部位渗出使固定用胶布松脱，导致导管脱出	· 为防止此类情况发生提前向患者及其家属进行说明
	· 患者自行拔出	
堵塞、忘记开放	· 引流液、内容物引起堵塞	· 定期挤压管路
	· 治疗、护理期间夹闭管路，之后忘记打开	· 为防止忘记开放管路，在治疗、护理前后进行检查
	· 持续吸引器电源断开，设置错误等	· 转移位置前后确认设置及电源情况
感染	· 体液及排泄物污染穿刺部位，造成逆行感染	· 建议行清洁换药
	· 用被污染的手接触创面、引流穿刺部位、引流管路、引流袋造成感染	· 治疗前后遵循手卫生原则
疼痛	· 引流管路接触神经或组织	· 确认缝合位置是否合适
	· 引流管路压迫局部皮肤	· 在与皮肤进行固定时，首先粘贴皮肤保护敷料，确保引流管路不压迫皮肤

▶ 胸腔引流

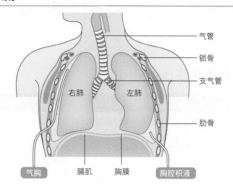

气管
锁骨
支气管
右肺　　左肺
肋骨

气胸　　膈肌　　胸膜　　胸腔积液

（1）目的

* 持续将积存在胸腔内的液体和空气排出体外。监测胸腔内情况。

（2）适应证

* 胸腔内积液（胸部外伤，开胸术后，脓胸，肺、胸膜、纵隔肿瘤等）。
* 胸腔内积存空气（自发性气胸、创伤性气胸、医源性气胸等）。

（3）观察重点

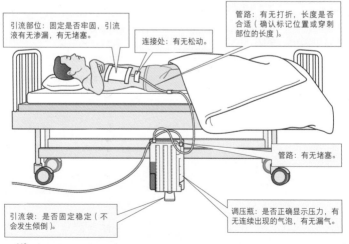

引流部位：固定是否牢固，引流液有无渗漏，有无堵塞。

连接处：有无松动。

管路：有无打折，长度是否合适（确认标记位置或穿刺部位的长度）。

管路：有无堵塞。

引流袋：是否固定稳定（不会发生倾倒）。

调压瓶：是否正确显示压力，有无连续出现的气泡，有无漏气。

112

（4）常见并发症

常见并发症	原因	处理
张力性气胸	·引流管堵塞或管路故障等导致排气障碍而引起 ·自行拔除引流管造成胸腔与外界直接交通而引起	·解除管路的堵塞 ·实施紧急排气
肋间神经痛	·由引流管与肋间神经直接接触而引起	·与医师共同讨论控制疼痛的方法
皮肤损伤	·由引流管加压固定在皮肤上而引起	·使用皮肤保护敷料再行固定
皮下气肿	·排气量大于吸引量时发生	·增加引流管或调整引流管前端位置
感染	·穿刺部位周围皮肤的污染逆行性传播导致体腔内污染而引起	·保持清洁，消毒，使用皮肤保护剂

三腔胸腔闭式引流系统

要点 理解各部分的作用及关注点

· 由于静止状态下胸腔内存在约-5 cmH$_2$O的负压，吸引时需要施加-15～-10 cmH$_2$O的负压。

· 水封瓶：胸腔与外界隔离的重要结构。连接引流管前，务必确认已经注入封闭用蒸馏水。引流空气时可见气泡从此处排出。通过正压释放阀自动释放患者产生的正压。

· 调压瓶：通过调节此处注入的蒸馏水量调整吸引压力。添加蒸馏水时，请勿注入-20 hPa（1 hPa=100 Pa）以上的水。此外需要注意的是，这里确认的气泡不是排气时产生的气泡。

· 积液瓶：储存从胸腔内引流出的液体，可以测量引流液体量。

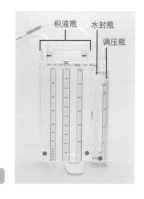

积液瓶　水封瓶　调压瓶

三腔胸腔闭式引流瓶

▶脑室引流

（1）观察重点

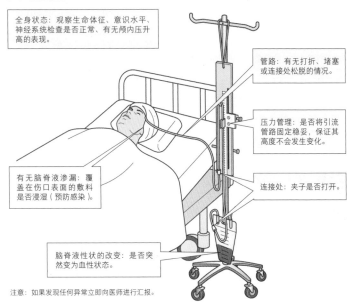

全身状态：观察生命体征、意识水平、神经系统检查是否正常、有无颅内压升高的表现。

管路：有无打折、堵塞或连接处松脱的情况。

压力管理：是否将引流管路固定稳妥，保证其高度不会发生变化。

有无脑脊液渗漏：覆盖在伤口表面的敷料是否浸湿（预防感染）。

连接处：夹子是否打开。

脑脊液性状的改变：是否突然变为血性状态。

注意：如果发现任何异常立即向医师进行汇报。

（2）常见并发症

常见并发症	主要原因	处理方法
逆行感染	• 脑脊液通过引流穿刺部位或者引流管与外界相通，发生逆流时引起	• 彻底清洁消毒 • 发现有脑脊液渗漏时立即向医师进行汇报，采取消毒、缝合等处理 • 引流袋充盈前快速进行更换 • 转移患者时，从靠近患者一侧夹闭管路
低颅压	• 由引流管路压力设置错误、管路掉落或忘记夹闭管路导致脑脊液过量引流引起	• 进行吸引、体位变化或转移患者前，必须夹闭管路 • 处置之后必须再次修正零点位置 • 为确保引流管路不发生掉落，用钳子或夹子稳妥固定住
脑积水	• 由引流管堵塞、打折等导致脑脊液不能引流，脑室内储存过量脑脊液引起	• 确认有无管路打折等情况，查找不到原因时向医师汇报

腹腔引流、胆管引流

（1）观察重点

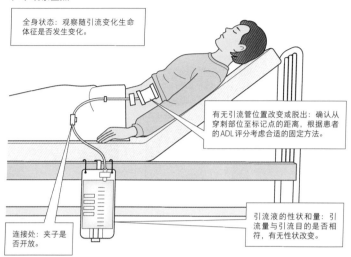

全身状态：观察随引流变化生命体征是否发生变化。

有无引流管位置改变或脱出：确认从穿刺部位至标记点的距离，根据患者的ADL评分考虑合适的固定方法。

连接处：夹子是否开放。

引流液的性状和量：引流量与引流目的是否相符，有无性状改变。

（2）胆管引流的种类及留置位置

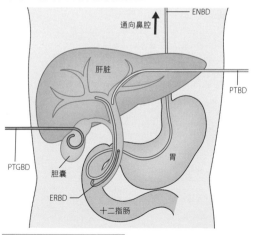

ENBD

通向鼻腔

肝脏

PTBD

PTGBD

胆囊

胃

ERBD

十二指肠

ENBD：内镜下鼻胆管引流术
ERBD：内镜下胆道支架引流术
PTBD：经皮经肝穿刺胆道引流术
PTGBD：经皮经肝胆囊穿刺引流术

注意：由于ERBD是内引流，引流液经消化道排出。

有创操作的护理1

▶ 胸腔穿刺

● **必要物品**

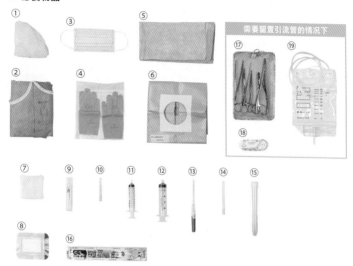

需要留置引流管的情况下

①帽子；②无菌手术衣；③口罩；④无菌手套；⑤无菌铺单；⑥无菌洞巾；⑦无菌纱布；⑧带有吸水敷料的贴膜；⑨局部麻醉药；⑩局部麻醉注射针头（23 G）；⑪ 10 mL 注射器；⑫20 mL 注射器；⑬塑料套管；⑭留置针；⑮无菌采样管（留取标本用）；⑯聚维酮碘浸渍棉签。此外，还包括5 mL、50 mL注射器，穿刺针（或穿刺套装），Cathelin针（22 G，23 G，必要时），排液杯，油性笔，超声机，无菌超声探头套，无菌耦合剂，三通接头，延长管，利器回收盒。

需要留置引流管时：⑰缝合套装（持针器、镊子、止血钳）；⑱缝合线（丝线或尼龙线）；⑲引流袋。此外，还包括缝合针、固定胶布。

要点 ▶ **胸腔穿刺时的重点**

- 观察患者的状态（生命体征、SpO_2、呼吸音、面色、有无疼痛或呼吸困难以及其程度）。
- 观察穿刺部位止血的情况，引流液的量、性状，是否引流通畅。
- 如果持续引流，每间隔1 h或遵医嘱定期进行观察。
- 向患者说明需要静养以及引流管使用的注意事项。
- 确认患者没有异常情况。

腹腔穿刺

● 必要物品

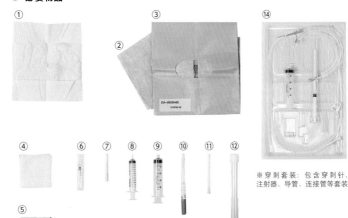

※穿刺套装：包含穿刺针、
注射器、导管、连接管等套装

①无菌手套；②无菌铺单；③无菌洞巾；④无菌纱布；⑤带有吸水敷料的贴膜；⑥局部麻醉药；
⑦局部麻醉注射针头（23 G）；⑧10 mL注射器；⑨20 mL注射器；⑩塑料套管；⑪留置针；⑫
无菌采样管（留取标本用）；⑬聚维酮碘浸渍棉签；⑭穿刺套装。此外，还包括5 mL、50 mL注
射器，Cathelin针（22 G、23 G，必要时），排液杯，油性笔，超声机，无菌超声探头套，无菌
耦合剂，三通接头，延长管，利器回收盒。

需要留置引流管时：缝合套装（持针器、镊子、止血钳），缝合线（丝线或尼龙线），缝合针，
引流袋，固定胶布。

> **要点** 腹腔穿刺时的重点

- 观察患者的状态（生命体征、呼吸状态、SpO_2、有无发绀或呼吸困难、有无感觉不适、面色、有无疼痛以及疼痛程度）。
- 观察穿刺部位止血的情况，引流液的量、性状，有无腹水的渗漏等情况。
- 如果持续引流，每间隔 1 h 或遵医嘱定期进行观察。
- 由于体位改变可能会导致引流量的变化，需要向患者说明保持静养的原因。
- 向患者说明引流管使用时的注意事项。
- 向患者说明一旦出现腹痛或不适需立即呼叫护士。

有创操作的护理 2

▶ 腰椎穿刺

● **必要物品**

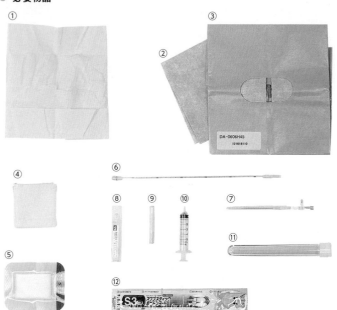

①无菌手套；②无菌铺单；③无菌洞巾；④无菌纱布；⑤带有吸水敷料的贴膜；⑥测压管（腰椎穿刺套装中的压力计）；⑦腰椎穿刺针（21 G、22 G、23 G 各 1 根）；⑧局部麻醉药；⑨局部麻醉注射针头（23 G）；⑩10 mL 注射器（1～2 支）；⑪无菌采样管（数支）；⑫聚维酮碘浸渍棉签。此外，还包括无菌手术衣、口罩、帽子、护目镜（面罩）、塑料套管、油性笔、利器回收盒。

> **要点** 腰椎穿刺时的重点

- 观察患者的状态（生命体征，有无颅内压降低引起的头痛、恶心、头晕，有无下肢麻痹以及症状程度）。
- 观察穿刺部位渗出液的量、性状。
- 向患者说明，为避免颅内压骤然下降，在检查后 1～2 h 内需要安静卧床，保持头水平的仰卧位。
- 向患者说明，为避免发生头痛，需要多饮水。
- 如果存在饮水困难，需要与医师确认是否进行输液。

骨髓穿刺

● **必要物品**

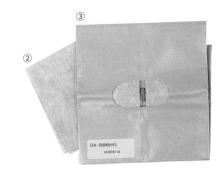

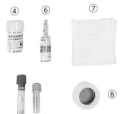
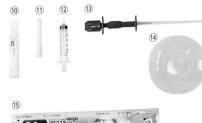

①无菌手套；②无菌铺单；③无菌洞巾；④装有福尔马林的标本容器（贴有标本标签）；⑤标本容器；⑥肝素钠注射液5 000单位（必要时）；⑦无菌纱布；⑧胶布；⑨枕头；⑩局部麻醉药；⑪局部麻醉药注射针头（23 G）；⑫5 mL注射器（1～2支）；⑬骨髓穿刺针（15 G 1根，行骨活检时需要骨活检针1根）；⑭表面皿（检查时使用）；⑮聚维酮碘浸渍棉签。此外，还包括无菌手术衣、口罩、帽子、玻璃吸管（必要时）、带有吸水敷料的贴膜、塑料套管、利器回收盒。

要点 **骨髓穿刺时的重点**

- 观察患者的状态（生命体征，有无疼痛以及疼痛程度）。
- 观察穿刺部位止血的情况。
- 观察穿刺部位渗出液的量、性状。
- 观察穿刺部位有无感染。
- 向患者说明休息、饮食及沐浴的注意事项。
- 确认患者没有异常情况。

119

尿常规

尿蛋白	• 定性：阴性 • 定量：< 0.15 g/d（或 g/gCr）
尿潜血	阴性（灵敏度：血红蛋白 0.015 ~ 0.062 mg/dL）
尿比重	1.006 ~ 1.030
尿渗透压	100 ~ 1 300 mOsm/kgH$_2$O
尿沉渣 （400 倍/1 个视野）	• 红细胞：≤1 个 • 白细胞：≤4 个 • 细菌：少量 • 上皮细胞（扁平）：少量 • 管型（透明）：≤1 个
尿酮体	阴性（乙酰乙酸 ≤15 mg/dL）
尿胆红素	阴性（灵敏度：0.8 mg/dL）
尿糖	• 定性：阴性（灵敏度：< 0.1 g/dL） • 定量：0.029 ~ 0.257 g/d

血常规

红细胞计数（RBC）	• 男性：$427 \times 10^4 \sim 570 \times 10^4$ 个/μL • 女性：$376 \times 10^4 \sim 500 \times 10^4$ 个/μL
红细胞比容（Ht）	• 男性：39.8% ~ 51.8% • 女性：33.4% ~ 44.9%
血红蛋白浓度 （Hb）	• 男性：13.5 ~ 17.6 g/dL • 女性：11.3 ~ 15.2 g/dL
血小板计数（PLT）	• 自动血细胞计数器：$15 \times 10^4 \sim 35 \times 10^4$ 个/μL（静脉血） • 目视计数法（直接法）：$14 \times 10^4 \sim 34 \times 10^4$ 个/μL（末梢血）
白细胞计数（WBC）	4 000 ~ 8 000 个/μL（静脉血）

电解质/离子

血清钠（Na）	135 ~ 149 mEq/L（135 ~ 149 mmol/L）
血清钾（K）	3.6 ~ 5.0 mEq/L（3.6 ~ 5.0 mmol/L）
血清钙（Ca）	8.5 ~ 10.5 mg/dL
血清铁（Fe）	• 男性：64 ~ 187 μg/dL • 女性：40 ~ 162 μg/dL
血清氯（Cl）	96 ~ 108 mEq/L（96 ~ 108 mmol/L）
血清镁（Mg）	1.8 ~ 2.4 mEq/L（0.9 ~ 1.2 mmol/L）
血清磷（P）	2.4 ~ 4.3 mg/dL

蛋白质/氮成分/胆红素	
血清总蛋白（TP）	6.5 ～ 8.0 g/dL
血清白蛋白（Alb）	3.8 ～ 5.2 g/dL
前白蛋白（PA） [甲状腺素转运蛋白（TTR）]	21 ～ 43 mg/dL
视黄醇结合蛋白4（RBP4）	• 男性：3.4 ～ 7.7 mg/dL • 女性：2.2 ～ 6.0 mg/dL
转铁蛋白（Tf）	• 男性：190 ～ 300 mg/dL • 女性：200 ～ 340 mg/dL
血清蛋白质比例	• 白蛋白（Alb）：60.5% ～ 73.2% • α1-球蛋白：1.7% ～ 2.9% • α2-球蛋白：5.3% ～ 8.8% • β-球蛋白：6.4% ～ 10.4% • γ-球蛋白：11.0% ～ 21.1%
血尿素氮（BUN）	9 ～ 21 mg/dL
尿中尿素氮（UN）	4.0 ～ 13.8 g/d（蓄尿）
血尿酸（UA）	• 男性：3 ～ 7 mg/dL • 女性：2 ～ 7 mg/dL
血清肌酐（Cr）	• 男性：0.65 ～ 1.09 mg/dL • 女性：0.46 ～ 0.82 mg/dL

胆红素
  总胆红素
  间接胆红素
  直接胆红素
	0.2 ～ 1.2 mg/dL（酶法、比色法）
	0 ～ 0.8 mg/dL（酶法、比色法）
	0 ～ 0.4 mg/dL（酶法、比色法）

肌钙蛋白T	• 电化学发光免疫分析（ECLIA）法：≤ 0.10 ng/mL • 简易测定套装：阴性（< 0.1 ng/mL）
肌钙蛋白I	• 磁性分离酶联免疫测定（IEMA）法：≤ 0.09 ng/mL • 干化学法：< 0.5 ng/mL
心房钠尿肽（ANP）	10 ～ 43 pg/mL
脑钠肽（BNP）	≤ 18.4 pg/mL

要点 ▶ 如何有效解读检验数据

• 通常应用 WBC 和 C 反应蛋白（CRP）联合判断是否存在炎症以及炎症的程度，但 WBC 在细菌感染等侵袭发生时立即升高，与之相对的，CRP 在 6 ～ 12 h 后才会升高并正常化。在解读数据时，需要考虑这一特征，以判断抗生素的效果。

• 通常联合应用 Alb 和 TP 来判断营养状态，但在出血、毛细血管通透性增加、肾脏排泄过多及大量输液后数值可能偏低。因此，需要联合 PA、RBP4、Tf 的测定值来判断营养状态。

• 当出血等情况造成 Hb 降低时会输注红细胞制剂（RBC），而输注后具体可以提升多少 Hb 可以应用 "预计升高 Hb（g/dL）=输注 Hb（g）/ 循环血容量（dL）"（循环血容量=体重 × 0.7 dL）的公式来进行预测。2 单位 RBC（280 mL）包含 53 g 的 Hb，如果输注到体重 50 kg 的患者体内，则 Hb 可能提升 1.5 g/dL，输注 4 单位时升高 3.0 g/dL。输血后，确认 Hb 是否增加到目标值。

糖代谢

血糖（BS）	（空腹时血浆血糖）70 ~ 110 mg/dL
糖耐量试验（OGTT）	• 空腹血糖：< 110 mg/dL • 餐后 2 小时血糖值：< 140 mg/dL
糖化血红蛋白（HbA1c）	4.6% ~ 6.2%，参考美国国家糖化血红蛋白标准化计划（NGSP）
胰岛素（IRI）	5 ~ 15 μU/mL（空腹）

免疫/炎症

C反应蛋白（CRP）	≤ 0.3（~ 0.6）mg/dL
免疫球蛋白（Ig）	IgG：739 ~ 1 649 mg/dL IgA：107 ~ 363 mg/dL IgM：46 ~ 260 mg/dL IgD：2 ~ 12 mg/dL IgE：< 250 IU/mL，放射免疫吸附试验（RIST）； 　　　< 0.34 PRU/mL，放射变应原吸附试验（RAST）
降钙素原（PCT）	< 0.05 ng/mL

脂类

总胆固醇（T-chol）	130 ~ 220 mg/dL
高密度脂蛋白（HDL-C）	40 ~ 65 mg/dL
低密度脂蛋白（LDL-C）	60 ~ 140 mg/dL
甘油三酯（TG）	50 ~ 150 mg/dL

血气分析

动脉血 pH	7.38 ~ 7.41
动脉血二氧化碳分压（$PaCO_2$）	36 ~ 44 mmHg
动脉血氧分压（PaO_2）	80 ~ 100 mmHg
动脉血氧饱和度（SaO_2） 经皮动脉血氧饱和度（SpO_2）	均为96%以上（96% ~ 99%）
血浆 HCO_3^- 浓度	24 ± 2 mEq/L（24 ± 2 mmol/L）
碱剩余（BE）	− 2 ~ 2 mEq/L（− 2 ~ 2 mmol/L）
阴离子隙（AG）	12 ± 2 mEq/L（12 ± 2 mmol/L）

酶/维生素

天冬氨酸氨基转移酶（AST）	11 ~ 33 IU/L
丙氨酸氨基转移酶（ALT）	6 ~ 43 IU/L
胆碱酯酶（ChE）	100 ~ 240 IU/L，碳化 2,3-二甲氧苯甲酰基硫代胆碱（DMBT）法
乳酸脱氢酶（LDH）	120 ~ 245 IU/L
碱性磷酸酶（ALP）	80 ~ 260 IU/L
肌酸激酶（CK）	• 男性：57 ~ 197 IU/L • 女性：32 ~ 180 IU/L
肌酸激酶同工酶（CK-MB）	• ≤ 25 IU/L，37 ℃，免疫阻止-紫外线法 • ≤ 5 ng/mL，化学发光免疫分析法（CLIA）
淀粉酶（Amy）	60 ~ 200 IU/L
维生素	• 维生素 A（视黄醇）：30 ~ 80 µg/dL（1.05 ~ 2.80 µmol/L） • 维生素 D（1,25-二羟基维生素 D_3）：20 ~ 60 pg/mL • 维生素 E（生育酚）：0.5 ~ 1.1 mg/dL • 维生素 K（凝血维生素）：0.13 ~ 1.19 ng/mL • 维生素 B_1（硫胺素）：20 ~ 50 ng/mL • 维生素 B_2（核黄素）：66 ~ 111 ng/mL • 烟酸（Niacin）：2.9 ~ 7.1 µg/mL • 维生素 B_6（吡多辛）：4 ~ 17 ng/mL • 维生素 B_{12}（钴胺素）：260 ~ 1 050 pg/mL • 叶酸：4.4 ~ 13.7 ng/mL • 泛酸：0.2 ~ 1.8 µg/mL • 生物素：292 ~ 1 049 pg/mL • 维生素 C（抗坏血酸）：0.55 ~ 1.50 mg/dL

凝血/纤溶

凝血酶原时间（PT）	• 凝固时间：11 ~ 13 s • 国际标准化比值（INR）：0.9 ~ 1.1 • 凝血酶原比率：0.85 ~ 1.15 • 凝血酶原活动度：80% ~ 120%
纤维蛋白原	200 ~ 400 mg/dL
纤维蛋白/纤维蛋白原降解产物（FDP）	< 10 µg/mL（total-FDP）（血清）
纤溶酶原（PLG）	• 80% ~ 120%（活性） • 9.1 ~ 14.5 mg/dL（乳胶凝集法）
活化部分凝血活酶时间（APTT）	25 ~ 40 s
红细胞沉降率（血沉）（ESR）	• 成年男性：2 ~ 10 mm/h • 成年女性：3 ~ 15 mm/h
D-二聚体	≤ 0.5 µg/mL
抗凝血酶Ⅲ（AT-Ⅲ）	• 80% ~ 130%（活性） • 25 ~ 35 mg/dL，胶乳凝集免疫学测定法（LPIA）

需要注意的注射药物

▶ 溶解、稀释、混合注射时需要特别注意的主要药物

通用名 商品名	给药方法/注意事项
乳糖酸红霉素 静脉输液用红霉素 500 mg（エリスロシン点滴静注用 500 mg）	• 首先用 10 mL 注射用水溶解，之后用 5% 葡萄糖溶液或生理盐水等进行稀释（继续用注射用水会形成低渗溶液，因此不用）后给药
丹曲林钠 丹曲林钠注射液 20 mg（ダントリウム静注用 20 mg）	• 仅用注射用水溶解 • 原则上应使用单独的输液管路给药 • 由于它是 pH 值为 9.5 的碱性药物，尽可能经中心静脉导管（CVC）或经外周静脉穿刺的中心静脉导管（PICC）等深静脉给药
卡培立肽（基因重组） 注射用卡培立肽 1 000 μg（ハンプ注射用 1 000）	• 首先用 5 mL 注射用水溶解，之后用 5% 葡萄糖溶液或生理盐水等进行稀释 • 与其他药物混合给药可能造成浑浊或结晶，因此尽可能经单独的输液管路给药
L-门冬酰胺酶 注射用左旋门冬酰胺酶 5 000 KU/10 000 KU（ロイナーゼ注用 5 000 KU/10 000 KU）	• 首先用 2 ~ 5 mL 注射用水溶解，之后用平衡液稀释至 200 ~ 500 mL • 需要避免直接使用生理盐水进行溶解，因为可能会造成浑浊或结晶
多西他赛 泰索帝注射液 20 mg/80 mg（タキソテール点滴静注用 20 mg/80 mg）	• 使用专用溶剂（95%乙醇）溶解至浓度 10mg/mL，然后将所需药量与 250 mL 或 500 mL 的生理盐水或 5%葡萄糖溶液混合 • 静脉滴注 1 h 以上 • 在给药时使用由非 PVC 材料制成的输液器 • 如果该药物与皮肤接触，请立即用大量流动水冲洗
紫杉醇 泰素注射液 30 mg/100 mg（タキソール注射液 30 mg/100 mg）	• 将药物与 250 ~ 500 mL 的生理盐水或 5%葡萄糖溶液混合，并在 1 ~ 3 h 内给药 • 使用非 PVC 输液器，0.22 μm 或更小的输液过滤器
两性霉素 B 注射用两性霉素 B 50 mg（ファンギゾン注射用 50 mg）	• 溶于 10 mL 注射用水或 5%葡萄糖，轻轻振荡直至溶液澄清，用 5%葡萄糖溶液将该溶液进一步稀释至 500 mL 或以上后给药
依前列醇钠 静脉注射用依前列醇 0.5 mg/1.5 mg（静注用フローラン 0.5 mg/1.5 mg）	• 仅使用专用溶剂进行稀释 • 不得与其他药物混合应用，单独给药

地西泮 地西泮注射液 10 mg（ホリゾン注射液 10 mg）	• 它是一种不易溶于水的有机溶剂，因此不要与其他药物混合使用 • 它也是渗透压比 27 的高渗溶液，经外周静脉通路给药时容易引起注射痛、静脉炎 • 尽可能缓慢给药并观察静脉通路的状态
碳青霉烯类抗生素 泰能（チエナム）、克倍宁（カルベニン）、美罗培南（メロペン）、比阿培南（オメガシン）、多利培南（フィニバックス）	• 溶于 100 mL 或以上的生理盐水或 5% 葡萄糖溶液中 • 溶解后立即开始给药，给药时间大于 30 min • 与氨基酸类药物混合时会降低药效，因此应用时需更换输液管路，或在给药前后用生理盐水冲洗管路，或单独给药 • 该类药物容易引起静脉炎，需要观察静脉通路的状态

编者提示：本表中涉及的药品备注了日文原商品名，以便读者查阅。

给药前后需要用生理盐水冲洗管路的药物

　　碱性药物与其他药物混合时会发生浑浊或结晶现象。必须用指定溶剂进行溶解，单独给药，给药前后用生理盐水冲洗管路。

通用名（商品名）

奥美拉唑钠［奥美拉唑注射液 20 mg（オメプラゾール注射用 20 mg）］pH 9.5 ～ 11

坎利酸钾［坎利酸钾静脉注射液 100 mg/200 mg（ソルダクトン静注用 100/200 mg）］pH 9 ～ 10

呋塞米［呋塞米注射液 20 mg/100 mg（ラシックス注 20/100 mg）］pH 8.6 ～ 9.6

苯妥英钠［硫喷妥钠注射液 0.3 g/0.5 g（ラボナール注射用 0.3 g/0.5 g）］pH 12
　　必须用生理盐水溶解。此药物为渗透压比 29 的高渗溶液，经外周静脉通路给药时容易引起注射痛、静脉炎。给药时间 1 h 左右。

硫喷妥钠［硫喷妥钠注射液 0.3 g/0.5 g（ラボナール注射用 0.3 g/0.5 g）］pH 10.2 ～ 11.2
　　必须用注射用水溶解。经外周静脉通路给药会引起静脉炎。需要经 CVC 或 PICC 等深静脉通路给药。需要开放气道、吸氧、控制呼吸、循环管理并监测生命体征。

编者提示：本表中涉及药品备注了日文原商品名，以便读者查阅。

▶ 需要关注不良反应的主要注射剂

通用名 商品名	注意事项
地高辛 地高辛注射液 0.25 mg（ジゴシン注 0.25 mg）	• 需注意可能发生地高辛中毒 • 对于已经出现洋地黄中毒症状，或患有窦房传导阻滞、梗国性心肌病、房室传导阻滞的患者，禁用地高辛 • 需要注意，报道有多种药物与地高辛联合使用可能发生洋地黄中毒，包括解热、镇痛、抗炎药，强心药，抗心律失常药，β-受体阻滞剂，排钾利尿剂，钙拮抗剂等
盐酸胺碘酮 盐酸胺碘酮注射液 150 mg（アンカロン注150）	• 针对致死性心律失常，在难治及紧急状态下，具有阻断刺激传导系统的异常电信号的作用 • 需要注意可能引起QT间期延长等新发心律失常、间质性肺炎或肺纤维化等严重不良反应
丙泊酚 丙泊酚1%注射液（プロポフォール静注1%）、1%得普利麻注射液（1%ディプリバン注キット）	• 外科/手术麻醉或控制呼吸时用于镇静 • 需要做好开放气道、吸氧、控制呼吸、循环管理及监测的准备 • 给药过程中，需要注意是否出现丙泊酚输注综合征（心电图改变、心动过缓、休克、代谢性酸中毒、横纹肌溶解、高钾血症、心力衰竭、脂代谢异常等） • 由于制剂中含有大豆油，对大豆过敏的患者禁用。 • 儿童用药的安全性尚未证实，因此也属于使用禁忌 • 脂肪乳剂一旦污染容易造成细菌繁殖，有可能引起严重感染。使用中注意无菌操作，给药时间超过12h时需要更换新的注射器、管路甚至药物
对乙酰氨基酚 对乙酰氨基酚静脉注射液1000 mg（アセリオ静注液1 000 mgバッグ）	• 有镇痛、解热作用，以镇痛为目的时每日给药总量不超过4 000 mg，以解热为目的时不超过1 500 mg，不同用途下用量不一 • 需要注意该药物可能导致肝损害这一严重不良反应，大剂量长期用药、大量饮酒、禁食、营养不良、进食障碍等导致谷胱甘肽缺乏的患者，或存在脱水症状的患者更容易发生肝损害 • 注意有消化道溃疡及出血倾向

编者提示：本表中涉及的药品备注了日文原商品名，以便读者查阅。

随着现代医学模式向生物—心理—社会模式转变，护理的理念已经发生了根本的变化，从"以疾病为中心"转变为"以患者为中心"的护理，更加强调实施科学的护理方法来满足患者的健康需求。近年来，我国的护理学科迎来高速发展的阶段，引进这本护理手册也是希望能够助力这一领域的发展。

循证护理是受循证医学的影响而产生的，可以简单概括为一种依据实证来进行临床护理决策的新理念。本书的编写正是遵循了这一理念，编者团队为日本北里大学医院和北里大学东医院的以认证护士和专科护士为中心的专业护理人员，以在日常最佳护理服务中应用到的知识和经验为基础，依据各个领域的切实证据，提炼出的护理工作中的重点。本书涵盖了急症、急救、循环、呼吸、代谢、营养、排泄、疼痛、皮肤、精神、感染等多个领域的护理知识，希望能够为护理学生以及各个领域的护理人员提供切实有依据的参考。护理人员的工作是繁忙和紧张的，我们将这本书制作成小开本的手册，希望能够方便读者在学习和工作中随身携带和查阅。

由于原著为日文，本书中涉及的药品为在日本上市和常规使用的药品，部分产品在我国境内并未获准上市，因此，部分药品的商品名其实并无约定俗称的中文名称。为了便于读者理解，编者在查阅了相关的日文商品说明书后，尽量以"药品常用名称或通用名+剂型+剂量"的形式表达，并备注了该商品的原日文商品名以供读者参考。当然，在这些药品的商品名前已经标注了通用名，读者也可以对照通用名定位到自己在工作中使用的相关国内药品，尽管生产厂商不同，但适应证、给药方法和注意事项应是一致的，本书中的建议仍然有效。此外，原书中部分物质的量的单位使用的是"毫克当量（mEq）"，为了更便于阅读和参考，我们也进行了换算和备注，毫克当量表示的是某物质和1 mg氢的化学活性或化合力相当的量，因此换算关系为"当量浓度（mEq/L）＝摩尔浓度（mmol/L）× 化合价"。

医学是一门不断探索和进步的学科，随着新的临床研究和临床试验的开展，现有的证据、医疗方法和药物信息也在不断更新。鉴于难以避免的人为错误和医学科学的进步性，在本书准备和出版的过程中我们无法确保所有的信息是完全无误的，如有疏漏之处我们欢迎读者来信指正。

服务热线：133-6631-2326 188-1142-1266

读者信箱：reader@hinabook.com

后浪出版公司

2021 年 10 月